Der Hundeyoga Guide

Mein Weg zum Dogi

WirmachenDruck.de
Sie sparen, wir drucken!

Email: info@edition-lunerion.de
www.edition-lunerion.de

Psiana eCom UG
Berumer Str. 44
26844 Jemgum

Inhalt

Vorwort

In einer Welt, die so oft von Stress und Hektik geprägt ist, suchen wir stets nach Wegen, um Körper und Geist in einen harmonischen Einklang miteinander zu bringen. Die Verbindung aus Yoga und der herzlichen Präsenz unseres tierischen besten Freundes eröffnet dabei eine wundervolle und zugleich einzigartige Dimension der Harmonie und des gemeinsamen Wohlbefindens.

Dieses Buch lädt Sie herzlich dazu ein, sich auf eine Reise der Entdeckung zu begeben. Eine Reise, auf der Sie nicht nur die Grundlagen des Yogas für Menschen und Hunde kennenlernen werden, sondern auf der Sie darüber hinaus auch die tiefgreifende Verbindung zwischen Ihnen und Ihrem Vierbeiner entdecken können. Das Hundeyoga ist weit mehr als nur reine körperliche Aktivität. Vielmehr ist es eine Herzensangelegenheit, die auf gegenseitigem Respekt, Vertrauen, Verständnis und Liebe basiert.

Von den grundlegenden Prinzipien der Yogaübungen für Menschen und Hunde bis hin zu inspirierenden Partnerübungen, die die Bindung zwischen Ihnen und Ihrem Vierbeiner intensivieren, ermutigt Sie das Buch dazu, die heilsame Wirkung dieser besonderen Verbindung zu erleben. Tauchen Sie ein in die Welt des Dogas, in der Verbindung, Harmonie, Nähe, Aufmerksamkeit und Freude im Vordergrund stehen.

Möge dieses Buch Sie dazu inspirieren, nicht nur Ihre körperliche Gesundheit zu verbessern, sondern auch eine noch tiefere Bindung zu Ihrem vierbeinigen besten Freund einzugehen. Genießen Sie die Reise, während Sie gemeinsam mit Ihrem Hund die Pfade des Dogas erkunden.

Hinweis: In diesem Buch finden Sie an verschiedenen Stellen QR-Codes, die Sie zu Audiodateien führen. Falls Sie keine Möglichkeit haben, diese zu scannen, können Sie alle Dateien auch über diesen Link finden: https://bit.ly/4aK3X3P

Auf dem Weg zum Dogi

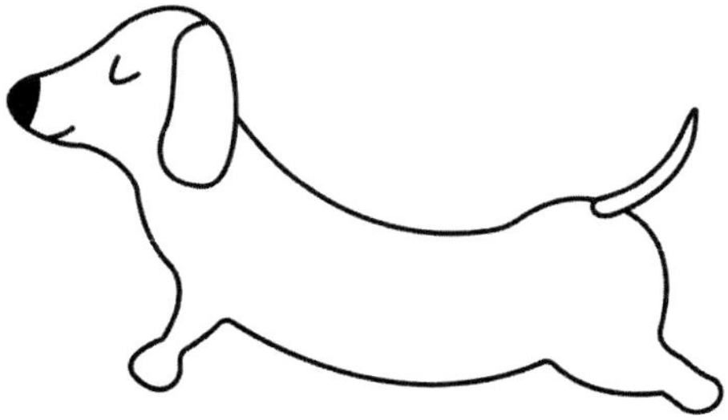

In einer Ära, in der die Suche nach Wegen zur Stressbewältigung und zur inneren Ruhe allgegenwärtig ist, hat eine auf den ersten Blick unkonventionell wirkende Praxis sowohl die Herzen der Menschen als auch die ihrer tierischen Begleiter erobert – das Hundeyoga. Der einzigartige Ansatz des Hundeyogas zur Entspannung und Verbindung zwischen Mensch und Vierbeiner verschmilzt mit der jahrtausendealten Weisheit des Yogas, mit der bedingungslosen Liebe und der energetischen Vitalität unserer treuen vierbeinigen Begleiter.

Obwohl Yoga bereits für viele Menschen eine Quelle der körperlichen und geistigen Entfaltung ist, eröffnet das Hundeyoga noch einmal eine ganz neue Dimension. Diese Praxis geht über das körperliche und emotionale Wohlbefinden des Menschen hinaus und vertieft darüber hinaus auch die emotionale Bindung und Verbundenheit zwischen ihm und seinem Hund. Das Hundeyoga entspringt der tiefen Überzeugung, dass Harmonie zwischen Mensch und Vierbeiner nicht nur erreichbar, sondern auch heilend ist, und hat sich somit zu einer weltweiten Bewegung entwickelt, die die Menschen und ihre treuen Vierbeiner allerorts in ihren Bann zieht.

Dieses Buch nimmt Sie mit auf eine Reise in die Welt des Hundeyogas, auf der Sie lernen, was sich genau hinter dem Terminus Hundeyoga verbirgt, welche Vorteile es mit sich bringt und was überhaupt die Grundlagen einer harmonischen Beziehung zwischen Mensch und Hund sind.

Einführung in das Hundeyoga

Was ist Hundeyoga?

Yoga ist eine uralte philosophische Lehre, die ihren Ursprung in Indien hat und auf eine beeindruckende Entwicklungsgeschichte zurückblickt, die etwa 3.500 Jahre in der Zeit zurückreicht. In seinen Anfängen war das Yoga ein rein spiritueller Pfad, der als Suche nach Erleuchtung und innerer Harmonie praktiziert wurde. Im Laufe der Zeit hat sich Yoga dann weiterentwickelt und umfasst heute neben einer großen Bandbreite an geistigen Übungen auch eine Vielzahl an körperlichen Praktiken. Die zunehmende Popularität des Yogas hat zu einer breiten Palette an faszinierenden Trends und Variationen in der Praxis geführt. Eine dieser jüngsten Entwicklungen ist das sogenannte Doga.

Das Doga, auch als Hundeyoga oder Dog Yoga bekannt, vereint die Begriffe „Dog" und „Yoga" miteinander und beschreibt demnach nichts anderes als Yoga mit Hund. Das Hundeyoga ist eine einzigartige Möglichkeit, die Elemente des traditionellen Yogas mit speziellen Übungen und Interaktionen zu kombinieren, um die liebevolle Beziehung und die innige Verbindung zwischen Mensch und Hund zu fördern. Der Kerngedanke hinter dem Doga spiegelt dabei das Grundprinzip des Yogas wider und zielt darauf ab, durch Anspannung zur Entspannung und somit zur Ruhe zu kommen.

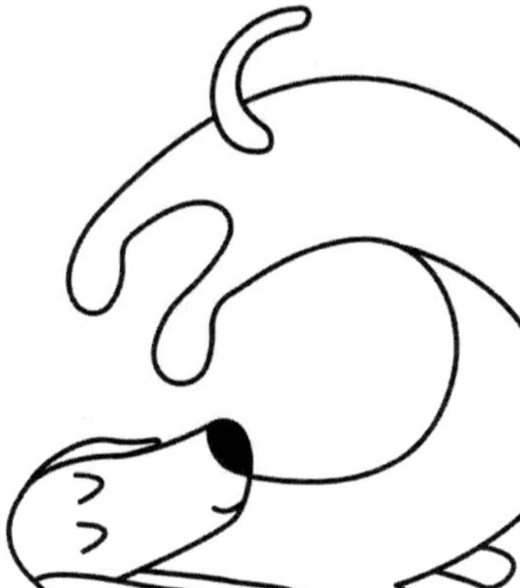

Obwohl Erfahrungen und Praktiken variieren können, ist das Hundeyoga letzten Endes eine Form des traditionellen Yogas, bei der der Hauptteil der Arbeit vom Praktizierenden, dem sogenannten Yogi, geleistet wird, der danach strebt, seine Körperhaltung, seine Atmung und verschiedene Entspannungstechniken (z. B. Meditationen oder Progressive Muskelentspannung) in Einklang mit seinem treuen Begleiter zu bringen. Die tierische Fellnase ist dabei in erster Linie erst einmal nur anwesend, schaut seinem menschlichen Gefährten beim Yoga zu und wird durch liebevolle Berührungen, sanfte Massagen und viel Nähe des Menschen mit in die Praxis eingebunden. Gelegentlich kann der Hund aber auch als Unterstützung, als Gewicht oder als Teil der Praxis dienen und mit daran teilnehmen.

Beim Doga geht es also in erster Linie nicht um die Übungen, die den Hund aktiv mit in die Praxis einbeziehen, sondern vielmehr darum, durch Nähe eine Verbindung auf einer neuen Ebene zu schaffen und somit das gegenseitige Verständnis und Vertrauen zueinander zu fördern.

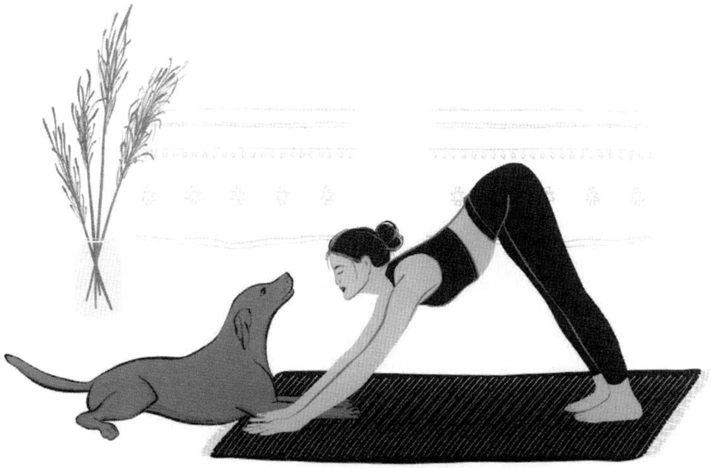

Obgleich die Ursprünge des Dogas nicht genau dokumentiert sind, lassen sich seine Wurzeln bis in die USA und nach Japan zurückverfolgen. Die US-amerikanische Yoga-Lehrerin Suzi Teitelman gilt dabei als eine der Pioniere des Hundeyogas, die in den frühen 2000er Jahren begann, sanfte interaktive Yoga-Übungen zwischen Menschen und ihren Hunden in ihre Yoga-Stunden zu integrieren. Im Laufe der Jahre entwickelte sich diese Praxis dann weiter, fand zunehmend Anklang in der Tierliebhaber-Community und gewann unter anderem durch die Autorin und Yogalehrerin Jennifer Brilliant zunehmend an Beliebtheit. Ihr zufolge sind Hunde für Yoga prädestiniert, da sie ein besonderes Gespür für den Moment besitzen und deshalb sehr achtsame Wesen sind. In Japan werden die Hunde beim Doga oftmals angehoben und aktiv in das Stretching einbezogen. Aus diesem Grund stößt die Praxis dortzulande häufig auf Kritik, da viele Vierbeiner die häufigen Hebebewegungen beim Yoga als Stress anstatt als Entspannung empfinden. In Deutschland wird das Hundeyoga deshalb meist ohne das strapaziöse Anheben des Tieres praktiziert und immer mehr Menschen erkennen heutzutage die einzigartige Möglichkeit des Dogas, das die Vorteile des Yogas mit der Liebe zum eigenen Hund verbindet. Gleichwohl es keine spezifische Hunderasse gibt, die grundsätzlich ungeeignet für Dog Yoga ist, ist diese Praxis dennoch nicht für jeden Hund geeignet. Auf der einen Seite könnten Vierbeiner, die besonders verspielt, aufgeregt oder aktiv sind, es eher amüsant finden, wenn ihr Mensch Asanas (Yogahaltungen) ausführt und sich auf dem Boden bewegt, und solche Bewegungen als Aufforderung zum Spielen betrachten. Auf der anderen Seite werden Fellnasen, die sehr ängstlich, nervös, aggressiv oder leicht zu erschrecken sind oder anderweitige Verhaltensauffälligkeiten zeigen, wahrscheinlich Schwierigkeiten haben, sich auf die Übungen zu konzentrieren und dabei zu entspannen.

Exkurs: Charaktereigenschaften von Hunderassen

Nicht alle Hunde einer Rasse sind gleich. Dennoch kann man Hunderassen nach typischen Charaktereigenschaften einteilen. Doch Vorsicht, das bedeutet nicht, dass auch jeder Vertreter der Rasse gleich ist. Im Folgenden finden Sie eine Einteilung der Hunderassen nach bestimmten Charaktereigenschaften, die viele Vertreter der Rasse aufweisen:

Hunderassen, die besonders aktiv sind:

- Afghanischer Windhund
- Husky
- Dalmatiner
- Rhodesian Ridgeback
- Hovawart

Hunderassen mit gemütlichem Charakter:

- Englische Bulldoggen
- Pudel
- Shih Tzus
- Shar-Pei

Hunderassen für Menschen mit wenig Hundeerfahrung:

- Malteser
- Cocker Spaniel
- Französische Bulldogge
- Mops
- Boston Terrier

Hunderassen mit starkem Jagdtrieb:

- Dackel
- Setter
- Deutsch Kurzhaar
- Magyar Vizsla

Hunderassen mit starken territorialen Instinkten:

- Deutscher Schäferhund
- Hovawart
- Leonberger
- Rottweiler

Typische Familienhunde:

- Labrador
- Golden Retriever
- Australian Shepherd
- Dackel

Hunde, die allerdings sozial verträglich sind und sich sowohl Menschen als auch Artgenossen gegenüber angemessen verhalten, sollten keine Schwierigkeiten damit haben, an einer Doga-Stunde teilzunehmen. In jedem Fall sollten die Dogis (Yogi + Dog) grundlegende Kommandos wie „Sitz", „Platz" und „Bleib" beherrschen.

Entscheidend ist letztendlich, dass sich sowohl der Mensch als auch der Hund während des Hundeyogas sicher und wohl fühlt und beide Freude an der Praxis haben. Dann können Sie in diesem harmonischen Zusammenspiel nicht nur physische Entspannung, sondern auch eine tiefere emotionale Verbundenheit finden, die Sie daran erinnert, dass die Schönheit dieser Verbindung jenseits von Formen und Sprachen liegt.

Auf einen Blick: Doga

- Verbindung der beiden Wörter „Dog" und „Yoga"
- Yoga mit Hund
- Kombination der Elemente des traditionellen Yogas und der Einbeziehung des eigenen Hundes
- Ziel: Entspannung, Ruhe und tiefere Bindung zwischen Mensch und Hund
- Mensch übernimmt den Hauptteil der Praxis
- Hund als anwesender Gefährte, der jedoch auch in Praxis einbezogen werden kann
- Ursprünge liegen in den USA und in Japan
- Doga ist nicht für jeden Hund geeignet

Die Vorteile von Hundeyoga

Doga ist eine einzigartige und kreative Möglichkeit, die Einbeziehung des Hundes mit verschiedenen Yogapositionen zu kombinieren. Viele Asanas sind von Tieren inspiriert und tragen Namen wie der herabschauende Hund, die Kobra oder die Katze. Diese Verbindung zwischen den Asanas und der Tierwelt offenbart den grundlegenden Leitgedanken des Yogas mit Hunden: Was dem Menschen guttut, kann auch dem Tier zugutekommen und umgekehrt.

Grundsätzlich hat das Yoga unzählige positive Effekte auf die Gesundheit. Auf der einen Seite haben die Asanas und Pranayamas (Atemübungen) eine stressreduzierende Wirkung. Während des Yogas wird der Parasympathikus, der zum vegetativen Nervensystem gehört und auch als Ruhenerv bezeichnet wird, angeregt. Der Parasympathikus dämpft bestimmte Prozesse im Körper – wie beispielsweise den Herzschlag, die Atmung und die Muskelspannung – und sorgt somit für Entspannung und Erholung. Zur selben Zeit wird während des Yogas die Ausschüttung des Stresshormons Cortisol vermindert, was ebenfalls zur Entspannung und körperlichen Regeneration beiträgt.

Exkurs: Cortisol

Cortisol ist ein körpereigenes Hormon, das in der Nebennierenrinde produziert wird. Das Hormon spielt eine wichtige Rolle bei verschiedenen physiologischen Prozessen und wird häufig als Stresshormon bezeichnet, da es in stressigen Situationen vermehrt freigesetzt wird.

Auf der anderen Seite regt Yoga die Blutzirkulation an, stärkt das Herz und fördert die Konzentrationsfähigkeit, da durch die bewusste Atmung während der Praxis mehr Blut und somit auch mehr Sauerstoff in den Kreislauf gelangen und dadurch die Gehirnleistung gesteigert werden kann.

Die Entspannung, die sich beim Yogi während des Praktizierens einstellt, wirkt sich dabei unmittelbar auch auf seinen Vierbeiner aus. Hunde sind sehr sensible Wesen, die die Emotionen von Menschen erspüren können. Die Entspannung, die während des Yogas vom Herrchen oder Frauchen auf den Hund übertragen wird, und die liebevollen Streicheleinheiten sowie Berührungen helfen ihm, zur Ruhe zu kommen und Stress sowie Ängste abzubauen. Außerdem inspiriert ihn die gemeinsame Atmung vielleicht sogar dazu, das nächste Asana einmal selbst auszuprobieren.

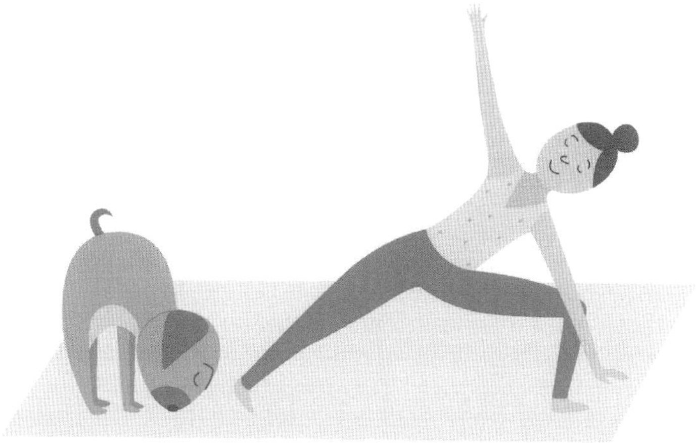

Die Nähe des Menschen hat jedoch nicht nur positive Auswirkungen auf den Hund, sondern auch die Anwesenheit des Vierbeiners kann dem Menschen helfen, sich während den Yogahaltungen, Atemübungen und Entspannungstechniken besser zu erholen. Hunde vermitteln während der Yoga-Praxis ein Gefühl der Ruhe und Friedlichkeit. Sie strahlen selbst innere Gelassenheit aus und haben die erstaunliche Fähigkeit, das Herz ihres menschlichen besten Freundes zu öffnen, Freude zu verbreiten und ihm positive Energie zu schenken. Ihre reine Anwesenheit unterstützt damit bereits das Ankommen im gegenwärtigen Moment und erleichtert insbesondere Yoga-Anfängern den Einstieg in die Praxis.

Die tiefe Interaktion, die zwischen dem Yogi und seinem Hund während des Dogas entsteht, kann die Bindung zwischen ihnen stärken. Währenddessen lernt der Mensch, sowohl die Bedürfnisse als auch die Körpersprache seines Hundes besser zu verstehen. Deshalb wird insbesondere Hundebesitzern von weniger sozialisierten Vierbeinern empfohlen, Doga einmal auszuprobieren und damit eine Grundlage des Vertrauens zu schaffen.

Darüber hinaus lernen Hunde beim Doga, die Verlagerung ihres Körperschwerpunktes bewusst wahrzunehmen. Sie verbessern ihre Konzentration und ihr Körpergefühl, steigern ihre Flexibilität und Mobilität und stärken ihre Muskelkraft, was zu einer umfassenden Förderung des Hundes auf mentaler und muskulärer Ebene beiträgt. Außerdem ermöglicht das Dog Yoga ein gemeinsames Wachstum von Mensch und Vierbeiner, stärkt und vertieft die Bindung zwischen Mensch und Tier und fördert die gegenseitige Fürsorge, Empathie und Geduld, da beide voneinander lernen und sich unterstützen.

Hundeyoga ist nicht nur förderlich für die Gesundheit, sondern kann auch für Mensch und Hund gleichermaßen unterhaltsam sein. Es schafft eine fröhliche Atmosphäre, in der Menschen und ihre Vierbeiner gemeinsam Freude erleben und Zeit miteinander verbringen können. Durch das Hundeyoga entstehen somit unvergesslich schöne Momente, die eine Win-win-Situation für beide schaffen und sowohl Mensch als auch Hund profitieren lässt.

Auf einen Blick: Die Vorteile von Hundeyoga

- Entspannung
- Abbau von Stress und Ängsten
- Stärkung des Herzens
- Förderung der Konzentration und Eigenwahrnehmung
- Stärkung der gemeinsamen Bindung
- besseres Verständnis für Bedürfnisse und Körpersprache
- bewusste Wahrnehmung der Verlagerung des Körperschwerpunktes durch den Hund
- Verbesserung von Flexibilität und Mobilität
- Stärkung der Muskelkraft
- gemeinsames Wachstum
- Förderung gegenseitiger Fürsorge, Empathie und Geduld
- Spaß und Freude an der Praxis
- Schaffung schöner und unvergesslicher Erinnerungen

Die Grundlagen der harmonischen Beziehung zwischen Mensch und Hund

Die Geschichte zwischen Mensch und Hund ist bereits viele Jahrtausende (mindestens 15.000 Jahre) alt, wobei die Debatte über den Ursprung der tiefen Freundschaft zwischen Mensch und Vierbeiner unter Forschenden schon seit langem andauert. Der Zeitpunkt der Domestizierung des Hundes als Haustier und Nutztier ist daher Gegenstand zahlreicher Diskussionen.

Definition: Domestizierung
Der Begriff Domestizierung bezeichnet den Prozess, bei dem Wildtiere durch das aktive Eingreifen des Menschen in Haus- oder Nutztiere umgewandelt werden. Im Verlauf dieses Prozesses wird die domestizierte Form durch gezielte Züchtung von ihrer Wildtierform genetisch isoliert, um einen Nutzen für den Menschen zu erzielen.

Im Wesentlichen bezeichnet der Begriff Domestizierung, auch als Domestikation oder Haustierwerdung bekannt, einen innerartlichen Prozess, bei dem Menschen über mehrere Generationen hinweg wilde Tiere oder wilde Pflanzen genetisch von ihrer Wildform isolieren. Auf diese Weise werden wilde Tiere zu Haustieren und wilde Pflanzen zu Kulturpflanzen. Durch die Domestikation und die zusätzliche Züchtung kann der Mensch häufig erstmalig die Nutzung von Tieren oder Pflanzen ermöglichen oder ihre Nutzbarkeit erheblich verbessern.

Wissenschaftlichen Schätzungen zufolge erfolgte die Domestizierung des Hundes durch den Menschen vor etwa 15.000 bis 100.000 Jahren, was den Hund, dessen ursprüngliche Stammform der Wolf ist, zu unserem ältesten Begleiter und Haustier macht.

Obwohl Mensch und Wolf vor vielen Jahrtausenden, zu Zeiten der Sammler und Jäger, keine Verbündeten waren, gäbe es ohne den Wolf heute weder Dackel noch Labrador oder Rottweiler. Als Konkurrenten bei der Jagd um dieselbe Beute galten sie als Gegner, dabei gehen Forschende von der Annahme aus, dass Wölfe relativ schnell erkannten, dass eine Allianz mit den Menschen von Vorteil sein könnte. Ob dabei nun die Aussicht auf einen warmen Schlafplatz, der Duft von gegrilltem Fleisch an der Feuerstelle oder das Füttern der Überreste mit dem von unseren Vorfahren abgelehnten mageren Fleisch der Auslöser für die Zusammenarbeit war, bleibt heute schwer nachvollziehbar. Sicher ist jedoch, dass sich die Wölfe zunehmend den Menschen näherten und diese wiederum mit hoher Wahrscheinlichkeit die Wolfsjungen willkommen hießen.

Mit der voranschreitenden Interaktion und dem fortwährenden Zusammenleben zwischen Mensch und Tier wurden die Wölfe immer zahmer und entwickelten sich allmählich zu Haustieren. Sie begannen, sich den sozialen Regeln der Menschen anzupassen, was dazu führte, dass die Jäger immer mehr Hunde als Partner züchteten. Durch diese Zucht und Domestikation veränderten sich auch die äußerlichen Merkmale der Hunde immer mehr. Ihre Schnauzen verkürzten sich, die Reißzähne wurden kleiner und stumpfer, die Ohren hingen schlaff herab, das Fell veränderte seine Farbe und der Wolf wandelte sich langsam zum Haushund. Aus der einst von Feindseligkeit geprägten Beziehung wurde eine tiefe und innige Freundschaft – die gleichwohl älteste Beziehung zwischen Mensch und Tier.

Auch heutzutage sind Hunde für die meisten Besitzer mehr als nur ein vierbeiniger Begleiter. Vielmehr werden die Fellnasen von den meisten als vollwertiges Familienmitglied betrachtet, dem genauso viel Vertrauen und Aufmerksamkeit entgegengebracht wird wie den eigenen Kindern. Dabei streben jedoch nicht nur wir Menschen nach einer engen Bindung zu unserem eigenen Hund, denn als Rudeltiere weichen auch die Hunde nur sehr ungern von unserer Seite. Sie sind hochemotionale Wesen, die eine enge und tiefe Verbindung zu uns als ihren Sozialpartner benötigen, um ein glückliches und ausgeglichenes Leben führen zu können.

Es gibt kein anderes Tier, das so stark an uns Menschen gebunden ist wie der Hund, und kein anderes Tier braucht den Menschen so sehr wie er. Ein Hund, der nicht genügend Zuwendung erhält, zeigt zunächst Verhaltensauffälligkeiten und kann letztendlich sogar erkranken. Im Gegensatz dazu führt eine stabile Beziehung zu einem Menschen dazu, dass der Hund ein gesünderes und glücklicheres Leben führt.

Vor einigen Jahren war noch die Annahme weit verbreitet, dass Hunde ihre Besitzer primär als Futterquelle betrachten und sich deshalb an sie binden. Im Laufe der Zeit konnten Forschende diese Annahme widerlegen und aufzeigen, dass Hunde das sogenannte Kuschelhormon Oxytocin ausschütten, wenn sie ihre Bezugsperson berühren oder sie sehen. Das Hormon Oxytocin spielt auch bei der Mutter-Kind-Bindung und ähnlich intensiven Beziehungen eine entscheidende Rolle, da es die Bindung zum Kuschelpartner stärkt.

Exkurs: Will to please

Haben Sie schon einmal von „Will to please" gehört? Wenn Sie sich schon einmal mit Hunden beschäftigt haben, ist Ihnen dieser Begriff sicher schon einmal untergekommen. „Will to please" können Sie als „Willen, dem Menschen zu gefallen" übersetzen. Wenn Ihr Hund diesen „Will to please" hat, dann arbeitet er gern mit Ihnen zusammen. Aber verwechseln Sie diesen Willen nicht mit dem Arbeitseifer mancher Hunderassen.

Herdenschutzhunde

Manche Hunderassen haben einen natürlichen Antrieb, zu arbeiten. Das hat aber nichts damit zu tun, dass dieser Vierbeiner Ihnen zwangsläufig gleichzeitig gefallen will. Viele Hunde arbeiten selbstständig, wie Herdenschutzhunde. Diese Hunde wollen zwar arbeiten, aber das hat nichts mit Ihnen als Halter zu tun. Sie erfüllen eine spezielle Aufgabe, für die Sie gezüchtet wurden – und die hat viel mit eigenen Entscheidungen und einem unabhängigen Leben zu tun.

Rassen: Kangal, Kuvasz, Pyrenäenberghund, Maremmano, Komondor uvm.

Hütehunde

Ein Gegensatz dazu sind Hütehunde. Sie haben einen großen Arbeitseifer und wollen Ihnen gleichzeitig gefallen. Wie eine Maschine befolgt ein Border Collie Ihre Befehle innerhalb von Millisekunden. Achten Sie also bei dem Arbeitseifer und dem „Will to please" auch auf die Rasseeigenschaften Ihres Vierbeiners.

Rassen: Australian Shepherd, Border Collie, Deutscher Schäferhund, Bobtail, Briard, Beauceron, Puli, Shetland Sheepdog, Corgi, Mudi, Cattle Dog, Kelpie uvm.

Familien- und Begleithunde

Die Familien- und Begleithunde wollen Ihnen gefallen und mit Ihnen Spaß haben, sind aber nicht so darauf aus, einen Job zu erledigen. Mit Tricks oder anderen Beschäftigungen können Sie diesen Hunden aber eine große Freude machen.

Rassen: Pudel, Chihuahua, Bichon Frisé, Mops, Bologneser, Tibet Terrier, Havaneser, Malteser, Französische Bulldogge uvm.

Diese Hunde haben den „Will to please", das heißt aber nicht, dass Sie sie nicht erziehen müssen. Das wäre zu einfach gedacht. Denn eine gute und richtige Erziehung ist die Basis für ein gutes Zusammenleben mit Ihrem Vierbeiner. Viele Hunde mit einem „Will to please" sind meistens sehr freundlich und kooperativ. Diese Hunde orientieren sich stark an ihrem Menschen.

Trotzdem brauchen auch diese Hunde eine konsequente Erziehung und eine klare Führung.

Einige Hunderassen sind dafür berühmt, dass Sie Ihren Menschen anhimmeln und ihm gefallen wollen. Die bekanntesten Rassen sind der Labrador und der Golden Retriever. Der Labrador Retriever ist freundlich, begleitet seine Familie furchtlos überallhin und will den Menschen gefallen. Deswegen ist er auch gut als Assistenzhund oder Therapiehund geeignet. Der Golden Retriever ist auch sehr anhänglich, unerschütterlich freundlich und es kann ihn nicht so schnell was aus der Ruhe bringen. Diese beiden Rassen sind daher nicht sonderlich schwer zu erziehen. Aber auch andere Rassen haben einen ausgeprägten Willen, es Ihrem Halter recht zu machen. Der schon erwähnte Border Collie ist nur einer von Ihnen. Auch Schäferhunde, Cattle Dogs, der Havaneser, Collies oder Spaniel haben diesen Drang.

Diesem „Will to please" steht der natürliche Instinkt des Entdeckens und der Neugierde der Hunde gegenüber. Diese gegensätzlichen Pole müssen Sie ausbalancieren, denn Ihr Hund sollte beide Bedürfnisse ausleben können.

Regelmäßige Kuscheleinheiten mit dem Hund wirken sich also nicht nur positiv auf die Psyche aus, sondern fördern auch eine engere Bindung. Nicht jeder Hund mag zwar gleichermaßen Körperkontakt zu seinem Besitzer suchen oder darf permanent auf der Couch sitzen, jedoch schätzt jeder Hund die körperliche Nähe und ausgiebige Streicheleinheiten von seinem menschlichen besten Freund.

Viele Hunde suchen freiwillig Blick- oder Körperkontakt oder zeigen Kooperationsbereitschaft, indem sie bei einem Spaziergang vorauslaufen und gelegentlich stehen bleiben, um nach ihrem Herrchen oder Frauchen Ausschau zu halten, oder sich problemlos vom Spielen zurückrufen lassen. Die meisten Hunde zeigen außerdem eine starke Bindung zu ihren Besitzern und bleiben am liebsten in deren Nähe, wobei die ständige Nähe zu ihren Lieblingsmenschen allein noch nicht von einer starken und harmonischen Bindung zwischen Mensch und Hund zeugt. In der Regel werden viele Verhaltensweisen unserer Fellnasen missinterpretiert und haben nur wenig mit einer tatsächlichen Bindung zu tun. Ein Hund, der zum Beispiel sehr anhänglich ist und permanent die Nähe seines menschlichen besten Freundes sucht, kann einfach nur sehr unsicher sein oder Trennungsangst haben. Die übermäßige Suche nach Nähe ist dabei nicht zwangsläufig auf eine tiefe Bindung zwischen Hund und Halter zurückzuführen.

Eine Bindung entsteht durch eine Beziehung, die unabhängig von der Erziehung ist. Die Bindung zwischen Mensch und Hund ist dabei vielmehr ein fundamentales Element, das nicht nur im Alltag, sondern auch im Hundetraining eine wichtige Rolle spielt. Ein Vierbeiner, der seinem Menschen vertraut und gerne in seiner Nähe ist, lernt nicht nur schneller und enthusiastischer, sondern führt auch ein erfüllteres Leben und wird wirklich glücklich.

Jeder Hundebesitzer strebt nach einer solch innigen Beziehung zu seiner Fellnase. Diese Beziehung erfordert jedoch kontinuierliche Arbeit und ist nie abgeschlossen. Sie können über das gesamte Hundeleben hinweg an dieser Bindung arbeiten und aus Ihrem Mensch-Hund-Team ein eingespieltes Dream-Team formen, das immer füreinander da ist und sich blind vertraut.

Eine harmonische Beziehung zwischen Mensch und Hund gründet auf einem Fundament aus Vertrauen, Verständnis, Kommunikation, Zusammenarbeit, Respekt und gemeinsamen Erlebnissen. Diese Aspekte sind das Herzstück einer starken Bindung zwischen dem Menschen und seinem treuen Gefährten. Dabei bildet Vertrauen das Rückgrat dieser Beziehung, das sich durch Zuverlässigkeit, Ehrlichkeit und Beständigkeit im Umgang miteinander entwickelt. Wenn der Hund Vertrauen darin hat, dass ihm sein Mensch Fürsorge und Sicherheit bietet, kann auch die Verbundenheit zueinander wachsen.

Gegenseitiges Verständnis und Respekt für die natürlichen Bedürfnisse von Mensch und Hund repräsentieren das Sprachrohr der Mensch-Hund-Beziehung. Hunde verbringen einen großen Teil ihres Tages damit, ihre Besitzer zu beobachten. Dadurch sind sie in der Lage, ihre Absichten und Gefühle zu erkennen, und wissen dadurch oftmals bereits vor ihnen, was sie möchten. Nehmen Sie sich doch auch einmal ein Beispiel an Ihrem Vierbeiner und beobachten Sie ihn genau. Wie reagiert er in unterschiedlichen Situationen? Wie macht er Sie darauf aufmerksam, wenn er etwas möchte? Auf welche Art und Weise kommuniziert er Ihnen das?

Vierbeiner kommunizieren primär durch ihr Verhalten und ihre Körpersprache, die sich sehr stark von der menschlichen Kommunikation unterscheiden kann, was häufig zu Missverständnissen führt. Während Menschen in erster Linie Worte zur Kommunikation nutzen und ihr Gesagtes dabei durch Mimik und Gestik unterstrichen wird, nutzen Hunde ihre Körpersprache (z. B. Rute, Ohren, Augen, Körperhaltungen), Lautäußerungen (z. B. Bellen, Knurren, Winseln, Heulen), Gerüche (z. B. Markierungen, Riechen) oder Berührungen (z. B. Schnüffeln), um zu kommunizieren.

Indem Sie sich mit der Körpersprache von Hunden auseinandersetzen, können Sie Ihren eigenen Hund besser verstehen lernen, was Ihre Fellnase sehr schätzen wird. Menschen und Hunde kommunizieren also unterschiedlich miteinander und ein tiefes Verständnis für die Bedürfnisse, Interessen, Emotionen und Signale des anderen kann nicht nur eine effektive Kommunikation ermöglichen, sondern auch das gegenseitige Vertrauen stärken. Insbesondere bei den Aktivitäten und Interessen des Vierbeiners sowie bei seiner Körpersprache und seinem Verhalten gilt es, darauf zu achten, seine Bedürfnisse zu erfüllen und auch auf seine rassetypischen Eigenschaften einzugehen.

Vertrauen aufzubauen braucht Zeit und lässt sich nicht bereits nach ein paar kurzen Trainingseinheiten erreichen. Glücklicherweise finden sich im Alltag immer mal wieder spontane Gelegenheiten, in denen Sie sich als vertrauenswürdiger Rudelchef beweisen können. So können Sie zum Beispiel in

Momenten, in denen Ihr unsicherer Hund ängstlich reagiert, die Verantwortung übernehmen und sich schützend vor ihn stellen oder den Konflikt umgehen. Außerdem tragen Struktur und feste Regeln im Alltag, an denen sich Ihr Hund orientieren kann, dazu bei, dass sich Ihr Vierbeiner sicher fühlt, mehr Vertrauen zu Ihnen aufbauen und eine engere Bindung entstehen kann.

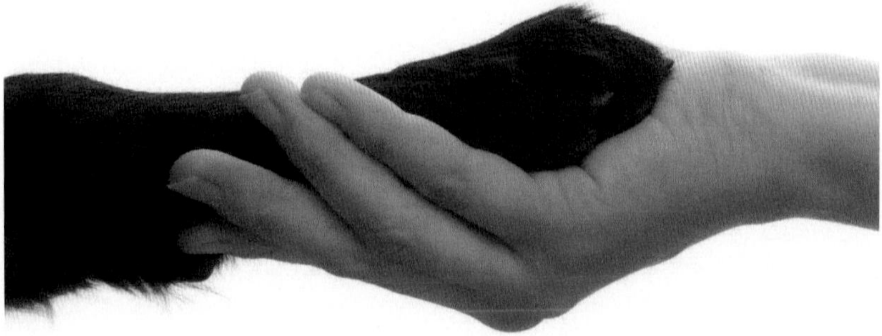

Zusammenarbeit und damit einhergehend auch gegenseitige Unterstützung sind das Ergebnis einer festen Bindung, denn wenn Mensch und Hund darauf vertrauen können, dass sie Herausforderungen gemeinsam meistern, kann sich auch eine starke Partnerschaft zwischen beiden entwickeln. In schwierigen Situationen helfen sie einander und spenden gegenseitigen Trost und teilen die Freude an gemeinsamen Erfolgen, Aktivitäten und bei Spielen in schönen Momenten – und positive Erlebnisse schweißen bekanntlich zusammen.

Allerdings ist es auch immer wieder wichtig, seinen Vierbeiner dazu zu ermutigen, Neues auszuprobieren. Begegnen Sie bei einem Spaziergang zum Beispiel einem ungewohnten Objekt, können Sie Ihren Hund dazu animieren, dieses Objekt einmal näher zu erkunden. Locken Sie ihn dafür ganz sanft und belohnen Sie ihn anschließend, indem Sie ihn ausgiebig loben und ihm ein Leckerli geben, wenn er sich getraut hat. Dadurch wird sein Selbstbewusstsein gestärkt und er wird Ihnen außerdem noch mehr Vertrauen entgegenbringen.

In der Mensch-Hund-Beziehung geht es weniger darum, wer führt und wer folgt, sondern vielmehr darum, als Team zu agieren. Diese Beziehung ist eine symbiotische Verbindung, die auf Vertrauen, Liebe, Verständnis und Respekt basiert und durch Zusammenarbeit, Kommunikation und gemeinsame Erlebnisse ein ganz besonderes, harmonisches Miteinander schafft.

Entspannungstechniken für Mensch und Hund

Die Verbindung von Entspannung zwischen Mensch und Hund

Die Beziehung zwischen Mensch und Hund ist eine einzigartige Verbindung, die weit über die physische Bindung hinausgeht. Ein zentrales Element, das diese Beziehung wesentlich prägt, ist die Entspannung. Mensch und Hund sind in der Lage, sich gegenseitig Nähe zu spenden, sich zu beruhigen und eine Atmosphäre der Ruhe zu schaffen, die weit über das reine Zusammensein hinausgeht.

Für Hunde ist Entspannung ein Zeichen für Sicherheit. Spürt ein Hund, dass sein Herrchen oder Frauchen entspannt ist, vermittelt ihm das ein Gefühl von Sicherheit und Gelassenheit. Außerdem fällt es einem Hund in einer entspannten Atmosphäre leichter, Vertrauen zu entwickeln und sich seinem menschlichen Begleiter gegenüber zu öffnen.

Die Fähigkeit des Menschen, selbst Entspannung und Ruhe auszustrahlen, ist nicht nur entscheidend, um das Vertrauen zu seinem Hund zu festigen, sondern auch wichtig, damit sein Hund lernt, dass er sich in der Anwesenheit seines Menschen fallen lassen und zur Ruhe kommen kann.

Der energetische Austausch zwischen Mensch und Vierbeiner ist dabei nicht nur äußerst faszinierend, sondern auch sehr intensiv. Dieser gegenseitige Austausch ist eine Art subtile, nicht physische Kommunikation, die auf Gefühlen, Emotionen und Energien basiert. Hunde sind Meister der Entspannung, die äußerst sensibel auf die Energie und das emotionale Wohlbefinden ihrer menschlichen Begleiter reagieren. Sie sind in der Lage, die feinsten Schwingungen und Veränderungen in der vom Menschen ausgehenden Energie zu erkennen, zu interpretieren und auf diese zu reagieren.

Menschen strahlen permanent Energie aus, die von ihren Emotionen, ihrem mentalen Zustand und ihrer inneren Ruhe oder Unruhe beeinflusst wird. Hunde nehmen diese Energie wahr und reagieren darauf – zum Beispiel mit Freude, Anspannung, Ruhe, Gelassenheit oder Verspieltheit.

Die Energie zwischen Mensch und Hund ist demnach entscheidend für ihre Beziehung. So kann ein gestresster Mensch seinen Hund in Unruhe versetzen und seine Anspannung auf ihn übertragen. Umgekehrt kann ein ruhiger und entspannter Mensch seinen Vierbeiner beruhigen und eine friedliche Atmosphäre schaffen. Der Hund reagiert auf die Gelassenheit seines menschlichen besten Freundes und spiegelt diese häufig in seinen eigenen Verhaltensweisen wider. Obgleich diese gegenseitige Einflussnahme oftmals unbewusst ist, ist sie auf der anderen Seite aber auch sehr wirkungsvoll.

Ein positiver und ausgeglichener energetischer Austausch hängt dabei grundsätzlich von der Achtsamkeit und Selbstreflexion des Menschen ab. Das bewusste Lenken der eigenen Energie und das Arbeiten an der inneren Ruhe haben einen kraftvollen Einfluss auf die Entspannung des Hundes sowie auf die Harmonie der Verbindung zwischen Mensch und Vierbeiner.

Zwischen Mensch und Hund fungiert Entspannung also als gemeinsame universelle Sprache. Sie schafft eine Brücke, die eine emotionale Verbundenheit überträgt, die tiefer geht als Worte, und legt den Grundstein für ein harmonisches Miteinander. Gemeinsame Entspannungsrituale sind dabei entscheidende Schlüsselelemente, die die Bindung zwischen beiden stärken können. Ganz gleich, ob es ruhige Spaziergänge, sanfte Streicheleinheiten, Massagen oder gemeinsame Meditationen sind – solche Rituale fördern nicht nur die Entspannung, sondern vertiefen auch das Vertrauen sowie die Verbundenheit zwischen Mensch und Vierbeiner.

Entspannungsübungen für den Hund

Entspannungsübungen für den Hund können eine großartige Möglichkeit sein, um zu mehr innerer Ruhe und Ausgeglichenheit beizutragen und sowohl die körperliche als auch die mentale Gesundheit des Hundes zu fördern. Darüber hinaus können Entspannungsübungen, die Sie gemeinsam mit Ihrem Vierbeiner durchführen, die Bindung zwischen Ihnen stärken und das Vertrauen Ihres Hundes zu Ihnen vertiefen. Die Auswahl geeigneter Entspannungstechniken hängt dabei in erster Linie von den individuellen Vorlieben und gegebenenfalls der Beschaffenheit des Körperbaus Ihres Vierbeiners ab. Im Folgenden finden Sie einige wunderbare und bewährte Entspannungstechniken und -methoden, die Sie gemeinsam mit Ihrem Hund ausprobieren können.

Hundemassage

Massagen sind bereits seit Jahrtausenden anerkannte Kultur- und Heiltechniken zur Entspannung und zur Linderung von Schmerzen, Muskelverspannungen und Muskelverhärtungen. Außerdem können Massagen bei Einschränkungen des Bewegungsapparats und bei neurologischen Erkrankungen der Muskulatur helfen. Sie regen die Durchblutung an, tragen zur Ausschwemmung von Schlackenstoffen und Flüssigkeiten bei und Beschleunigen den Lymphfluss, wodurch die Massage eine ebenso positive Wirkung auf den Kreislauf und den Stoffwechsel hat. Bei der Massage für Hunde werden die bewährten Behandlungstechniken des Menschen auf die Anatomie des Tieres übertragen. Grundsätzlich schaden Massagen deshalb auch gesunden Hunden nicht und können sogar die Bindung zu ihrem Herrchen oder Frauchen fördern. Allerdings sollten Hunde nicht massiert werden, wenn sie unter folgenden Erkrankungen und/oder Beeinträchtigungen leiden:

- Entzündungen, Fieber,
- frische Verletzungen,
- Herzerkrankungen,
- Infektionserkrankungen,
- Hautveränderungen,
- Trächtigkeit,
- Tumore.

In der Regel sollten Sie bei schmerzhaften, akuten oder chronischen Zuständen oder dann, wenn Sie sich nicht sicher sind, ob die Massage für Ihren Hund geeignet ist, immer Rücksprache mit einem Tierarzt halten.

Verspannungen entdecken

Früher oder später entwickelt jeder Hundebesitzer ein Gespür für den Gesundheitszustand seines Vierbeiners. Leider können uns unsere Fellnasen nämlich nicht direkt mitteilen, ob sie Schmerzen haben oder unter Verspannungen leiden. Als Hundebesitzer liegt es daher an uns selbst, die meist nonverbalen Signale unserer Hunde (z. B. Jaulen, Bellen oder die Ohrstellung) zu erkennen, um entsprechend handeln zu können.

Genau wie für uns Menschen können Verspannungen für Hunde nicht nur unangenehm sein, sondern auch ihr Gemüt und ihre gesamte Lebensqualität beeinträchtigen, sodass das Wohlbefinden und sogar die Verhaltensweisen des Hundes stark von Schmerzen und Verspannungen beeinflusst werden können. Eine gesunde Bewegung bei Hunden sollte harmonisch, flüssig und effizient sein. Probleme im Bewegungsapparat werden oftmals aber erst dann bemerkt, wenn die Bewegungen bereits schmerzhaft oder ungewöhnlich sind. Es gibt jedoch eine Vielzahl an Anzeichen für Verspannungen bei Hunden, von denen einige auch auf andere Probleme oder Erkrankungen im Bewegungsapparat hinweisen können. Einige der Anzeichen für Muskelverspannungen können zum Beispiel sein:

- Bewegungsvermeidung, obwohl der Hund die Bewegungsmuster mag,
- urplötzliche Bewegungsunlust,
- Äußerung von Schmerzen bei bestimmten Bewegungen,
- ungleich ausgeprägte Muskulatur,
- Steifheit, Taktfehler und Unreinheiten in der Gangart,
- neu auftretende Berührungsempfindlichkeiten,
- plötzliche Verhaltensänderungen,
- Schwierigkeiten beim Aufstehen,
- Verweigerung von Equipment.

Tipp:
Da uns schleichende Veränderungen im Alltag leicht entgehen können, kann es hilfreich sein, Familie und Freunde um ihre Beobachtungen zu bitten.

Falls Sie eines oder mehrere der oben genannten Anzeichen bei Ihrem Hund bemerken sollten oder aufgrund anderer Symptome einen Verdacht auf Muskelverspannungen haben sollten, ist es ratsam, einen Tierarzt aufzusuchen, damit nicht nur die Verspannungen gelöst werden, sondern auch deren Ursache gefunden werden kann, um ein erneutes Auftreten zu verhindern. Unter der fachkundigen Anleitung des Tierarztes können Sie dann außerdem erlernen, wie Sie muskuläre Verspannungen entdecken und abtasten können. Beginnen Sie bei vorhandenen Verspannungen auf keinen Fall eigenständig mit der Massage, da Sie damit möglicherweise mehr Schaden als Nutzen anrichten könnten.

Vorbereitung

Bevor Sie mit der Massage beginnen, wärmen Sie Ihre Hände leicht auf, indem Sie diese aneinanderreiben. Beginnen Sie dann damit, Ihren Hund behutsam am Bauch und am Rücken abzutasten, und schließen Sie dabei gegebenenfalls sogar Ihre Augen, um Unterschiede in der Muskelspannung zwischen beiden Körperhälften besser wahrnehmen zu können. Insbesondere bei den Beinmuskeln werden Sie schnell lernen, die Verspannungen Ihres Hundes zu entdecken. Kombinieren Sie gerne auch sanfte Streichbewegungen mit leichtem Kneten der Muskulatur. Streichbewegungen, bei denen Sie eine Hand über die andere legen, sind besonders gut, um die Muskeln Ihres Vierbeiners auf das anschließende Kneten vorzubereiten.

Außerdem benötigen Sie für eine effektive Massage Ruhe und eine passende Unterlage wie eine Yogamatte, eine Wolldecke oder ein festes Bodenkissen. Achten Sie jedoch darauf, dass die Unterlage weder zu weich noch zu hart ist, damit Ihr Hund bei der Massage nicht durchhängt.

Platzieren Sie Ihren Hund anschließend auf der Unterlage und begeben Sie sich auf seine Höhe. Die meisten Hunde fühlen sich unwohl, wenn sich Menschen über sie beugen, weshalb es wichtig ist, auf gleicher Ebene mit ihnen zu interagieren.

Durchführung:

- Beginnen Sie mit sanften Streichbewegungen über den Rücken Ihres Vierbeiners, verwenden Sie dabei flache Handbewegungen und konzentrieren Sie sich auf lange und gleichmäßige Striche.
- Nachdem Sie Ihren Hund eine Weile mit den Streichbewegungen massiert haben, beginnen Sie mit dem leichten Kneten. Verwenden Sie hierfür Ihre Handballen und Ihre Finger, um auf den Muskeln Ihres Vierbeiners sanft kreisende Bewegungen auszuführen. Achten Sie jedoch unbedingt darauf, dass die Berührungen angenehm sind und der Druck leicht bleibt.

Ganzkörpermassage beim Hund

Grundsätzlich bietet es sich an, Ihrem Hund eine Ganzkörpermassage zu geben. Wenn er an einigen Körperbereichen unter Verspannungen leiden sollte, widmen Sie sich diesen Stellen natürlich in besonderem Maße.

Gehen Sie die Massage erst einmal ganz entspannt an und überfordern Sie weder sich selbst noch Ihren Hund. Oftmals freut sich ein gesunder Hund über eine Massage pro Tag, wobei er kurze Einheiten von maximal 15 Minuten mit großer Sicherheit genießen wird, da er über diesen Zeitraum ruhig bleiben kann. Vermeiden Sie es jedoch, Ihren Hund mehr als zweimal am Tag zu massieren, insbesondere dann, wenn Sie auf Massageutensilien wie einen Massagehandschuh zurückgreifen, der die Haut Ihres Vierbeiners reizen könnte. Wir Menschen wissen, wie angenehm eine Massage sein kann, doch viele Hunde müssen sich erst einmal an die Berührungen gewöhnen und brauchen etwas Zeit, bis sie sich der Massage hingeben können. Möglicherweise zieht Ihr Hund seine Pfote zu Beginn der Massage zurück. Er wird aber schnell feststellen, dass Ihre Berührungen für ihn angenehm sind. Um Ihrem Hund dabei zu helfen, sich an die Massage zu gewöhnen, sollten Sie in jedem Fall eine entspannte Umgebung für ihn schaffen und positive Assoziationen erzeugen, indem Sie ihn den Massagebereich erkunden und sich mit der Umgebung vertraut werden lassen. Verknüpfen Sie die Massage außerdem mit einer positiven Erfahrung, indem Sie Lob, Spielzeug oder Leckerlis verwenden. Beginnen Sie immer mit leichtem Druck und steigern Sie die Intensität nur allmählich. Berühren Sie die Körperstellen Ihres Hundes sanft und achten Sie auf seine Körpersprache.

Durchführung der Ganzkörpermassage an den Läufen:

- Legen Sie Ihren Vierbeiner zunächst behutsam auf die Seite, sodass er entspannt liegen kann.
- Setzen Sie sich selbst möglichst bequem hin, da Sie Ihren Hund nur dann richtig massieren können, wenn Sie selbst gelassen sind. Sie werden feststellen, dass die Massage auch für Sie meditativ sein kann.
- Beginnen Sie die Ganzkörpermassage bei den Hinterläufen Ihres Hundes und streichen Sie diese für einige Atemzüge von oben nach unten.
- Wenden Sie sich danach seinen Vorderläufen zu und streichen Sie diese ebenfalls für einige Atemzüge von oben nach unten.

Worauf Sie achten sollten:

- Streichen Sie die Hinter- und Vorderläufe Ihres Hundes immer von oben nach unten.
- Massieren Sie Ihren Hund in Fellrichtung.
- Üben Sie auf die Muskulatur seiner Läufe nur sanften Druck aus, jedoch niemals auf die Knochen, da das für Ihren Hund sehr schmerzhaft sein kann.
- Auch die Pfoten des Hundes sind sehr sensibel, da sich dort viele Beruhigungspunkte und Reflexzonen befinden. Behandeln Sie die Pfoten deshalb vorsichtig, massieren Sie seine Ballen und arbeiten Sie sich dann durch die Zwischenräume durch.

Durchführung der Ganzkörpermassage im Nacken und am Rücken:

- Im Anschluss an die Hinter- und Vorderläufe widmen Sie sich dem Nacken und dem Rücken Ihres Hundes. Bedenken Sie dabei jedoch, dass die Wirbelsäule Ihres Vierbeiners äußerst empfindlich ist, da dort zahlreiche Nervenstränge verlaufen. Vermeiden Sie deshalb direkten Druck auf die Wirbelsäule, um keinerlei unangenehme Empfindungen hervorzurufen.
- Beginnen Sie mit dem Nacken Ihres Hundes. Greifen Sie dafür sein Nackenfell, heben Sie es leicht an und kneten Sie es kräftig durch. Der Nacken eines Hundes ist relativ unempfindlich und verträgt deswegen kräftigere Knetbewegungen.
- Anschließend legen Sie das Nackenfell wieder sanft an den Hals und wiederholen diesen Vorgang einige Male.
- Arbeiten Sie sich mit derselben Methode seitlich an der Wirbelsäule Ihres Hundes entlang nach hinten und massieren Sie dabei jede Stelle nur einmal.

Im Anschluss drehen Sie Ihren Vierbeiner vorsichtig auf die andere Seite, wobei Sie Ihren Hund möglichst nicht über seine empfindliche Wirbelsäule rollen. Wiederholen Sie denselben Ablauf in der gleichen Reihenfolge auf seiner anderen Körperseite.

Durchführung der Ganzkörpermassage am Kopf:

- Die letzte Körperstelle, die Sie massieren, ist der Kopf Ihres Hundes.
- Legen Sie dafür eine Hand unter die Schnauze Ihres Hundes und üben Sie mit Ihrem Zeige- und Mittelfinger Druck in sanften Kreisbewegungen auf seiner Stirn aus. Variieren Sie dabei sowohl den Radius als auch den Druck Ihrer Kreisbewegungen.
- Streichen Sie dann mit Ihren Daumen, von innen nach außen, in einer Bogenform oberhalb der Augenbrauen Ihres Hundes entlang.
- Anschließend streichen Sie mit Ihrem Zeigefinger langsam und mehrfach hintereinander den Nasenrücken Ihres Vierbeiners hinauf und üben dabei nur sanften Druck aus.
- Schenken Sie insbesondere den Ohren Ihres Vierbeiners viel Aufmerksamkeit, da Hunde dort sehr sensibel sind. Nehmen Sie dafür jeweils ein Ohr gleichzeitig in eine Hand, kneten Sie die Ohren Ihres Hundes sehr behutsam und mit nur wenig Druck und üben Sie dabei ebenso sanfte Kreisbewegungen aus.

Das Ende der Massage

Der Abschluss einer Hundemassage ähnelt oftmals den Techniken für Menschen: Mehrere sanfte Striche von Nasenrücken über die Stirn bis zum Nacken Ihres Vierbeiners runden die Massage perfekt ab, wobei Sie den Druck in diesen Bereichen gerne leicht erhöhen können.

Nach der Massage dürfen außerdem Wasser und ein kleines Leckerli als Belohnung nicht fehlen. Diese Belohnung wird Ihren Hund dazu ermutigen, sich auch beim nächsten Wellness-Erlebnis wieder freudig auf Ihre Berührungen einzulassen.

Tipp:
Grundsätzlich ist es wichtig, Ihren Hund zu nichts zu zwingen und ihm vielmehr die Möglichkeit zu geben, sich zu entfernen, wenn er das möchte. Achten Sie deshalb während der gesamten Massage ganz genau auf die Körpersprache und das Verhalten Ihres Vierbeiners, um seine Reaktionen zu verstehen. Wenn Ihr Hund seinen Kopf anhebt, seine Augen öffnet oder einzelne Körperteile wegzieht, empfindet er Ihre Griffe womöglich als etwas unangenehm. Wird er unruhig, müssen Sie eventuell den Druck reduzieren. Sollten Sie bei der Massage außerdem ungewöhnliche Verhärtungen oder Verknotungen unter der Haut Ihrer Fellnase finden, sollten Sie umgehend einen Tierarzt aufsuchen.

Ruhige Streicheleinheiten

Die meisten Hundebesitzer genießen es, ihre Fellnasen zu streicheln. Diese Streicheleinheiten sind jedoch nicht nur für die Hunde angenehm, sondern bringen auch uns selbst Freude. Das Streicheln von Hunden trägt nämlich dazu bei, Stress abzubauen und den Blutdruck zu senken. Ein wichtiger Faktor für dieses Wohlbefinden ist unter anderem das Kuschelhormon Oxytocin, das sowohl beim Blickkontakt als auch bei Berührungen zwischen Mensch und Hund auf beiden Seiten freigesetzt wird.

Exkurs: Oxytocin
Oxytocin ist ein Hormon, das im Gehirn vom Hypothalamus gebildet wird. Dieses Hormon tritt natürlich im Körper von Säugetieren auf und spielt eine bedeutende Rolle bei verschiedenen physiologischen Prozessen. Es ist insbesondere an der Bildung von mütterlichen Bindungen, Paarbindungen, Orgasmen sowie Angst- und Gruppenverhalten beteiligt. Aus medizinischer Perspektive wird das Hormon Oxytocin im Zusammenhang mit Schwangerschaft und Geburt eingesetzt, da es eine Schlüsselrolle bei der Regulation dieser lebenswichtigen Prozesse spielt.

In der Mensch-Hund-Beziehung spielt die emotionale Verbindung eine sehr wichtige Rolle. Da Hunde soziale Wesen sind, lassen sie sich von der Freude und der Zuneigung ihres Umfelds leicht anstecken. Interagieren Mensch und Hund miteinander, tauschen sie Berührungen aus oder blicken sie sich einfach nur in die Augen, wird sowohl beim Mensch als auch beim Vierbeiner Oxytocin ausgeschüttet. Um eine emotionale Übertragung aber überhaupt erst zu ermöglichen, muss der Hund dazu in der Lage sein, die Gefühle seines Halters wahrzunehmen. Dies erfordert wiederum ein bestimmtes Maß an Aufmerksamkeit, das durch Oxytocin begünstigt wird. Damit trägt das Hormon also dazu bei, dass das Gehirn für soziale Signale empfänglich ist.

Hunde zeigen gegenüber Menschen, zu denen sie eine Bindung spüren, affektive Empathie. Das bedeutet, dass sie die Fähigkeit besitzen, die Gefühle dieser Personen instinktiv zu verstehen. Die Fähigkeit zur emotionalen Übertragung, die darin besteht, die Gefühle eines anderen zu teilen, stellt eine rudimentäre Form der affektiven Empathie dar.

Menschen lassen sich oft von der emotionalen Verfassung ihres Gegenübers anstecken. Das liegt in ihrer Tendenz begründet, Mimik, Körperhaltung und Körpersprache des anderen zu spiegeln, ohne sich dessen bewusst zu sein. Die beobachtete Emotion wird vom Gehirn übernommen und sozusagen kopiert, was sich jedoch ganz natürlich anfühlt. Dasselbe Phänomen wurde auch bei Hunden beobachtet, die miteinander spielen. Außerdem ist es ebenso möglich, dass es zum selben Wirken kommt, wenn der Mensch mit dem Hund interagiert.

Durch die enge Verbindung zwischen Hund und Mensch haben sich beide Arten im Laufe der Zeit gemeinsam entwickelt. Das führte dazu, dass sie die Gefühlsregungen des anderen lesen können, was für zwei so unterschiedliche Spezies außergewöhnlich ist.

Forschende gingen lange Zeit davon aus, dass die emotionale Übertragung für Hunde während ihrer Domestizierung Bestandteil ihrer Überlebensstrategie war. Allerdings hat sich dieser Blickwinkel in letzter Zeit verändert. Vielmehr sind die enge Bindung und die gemeinsame Lebenserfahrung von Vierbeiner und Halter die Gründe für die Ausschüttung von Oxytocin während ihrer Interaktionen. Dabei nimmt die Intensität der emotionalen Übertragung zwischen beiden sogar immer mehr zu, je mehr Zeit Mensch und Hund gemeinsam verbringen.

Die Palette der Emotionen, die ein Hund empfinden kann, ist im Vergleich zu der eines Menschen begrenzt. Forschende gehen nicht davon aus, dass die Gefühlswelt von Hunden besonders komplex ist, sondern sich vielmehr auf Ur-Emotionen wie Freude, Aufregung, Sorge und Angst beschränkt. Eine der größten Herausforderungen in dieser Forschung besteht darin, dass Hunde ihre Gefühle nicht klar verbalisieren können.

Gemeinsame Streicheleinheiten sind jedoch in jedem Fall eine wundervolle Möglichkeit, um die emotionale Verbindung zum eigenen Hund zu stärken. Beim Streicheln hat jeder Hund seine eigenen Vorlieben und es gibt einige Körperstellen, die fast alle Vierbeiner mögen: Berührungen an der

Körperseite, am Brustkorb, am Hals, am Rücken und an der Schnauze sind bei den meisten Hunden beliebt. Im Gegensatz dazu sind viele Vierbeiner an Pfoten und Rute empfindlich, insbesondere wenn es für sie ungewohnt ist, dort berührt zu werden.

Fast genauso wichtig wie die Stellen, an denen Sie Ihren Hund streicheln, ist der Zeitpunkt, zu dem Sie es tun. Hunde haben klare Präferenzen dafür, wann sie gestreichelt werden möchten und wann nicht. Wenn ein Hund zum Beispiel eine neue Umgebung erkundet, mit anderen Hunden spielt oder etwas erschnüffelt, ist das nicht der richtige Moment für Streicheleinheiten. In solchen Momenten drehen sie oftmals ihren Kopf zur Seite oder entfernen sich. Außerdem ist es wichtig, Hunde niemals beim Fressen zu stören.

Feste morgendliche oder abendliche Rituale für ruhige Streicheleinheiten können zum Beispiel eine wundervolle Möglichkeit sein, um sicherzustellen, dass Sie jeden Tag ausreichend Zweisamkeit mit Ihrem Hund verbringen, dadurch die Bindung zu ihm stärken und gleichzeitig Entspannung fördern. Ein Morgenritual hat dabei den Vorteil, dass es einen entspannten Start in den Tag garantiert, während ein Abendritual der perfekte Abschluss des Tages sein und Ihrem Hund helfen kann, zur Ruhe zu kommen.

Streicheln ist grundsätzlich ein bedeutendes Kommunikationsmittel zwischen Mensch und Hund. Es ist ratsam, Ihren Hund oft und bewusst zu streicheln, dabei aber aufmerksam zu sein. Jeder Hund hat seine eigenen Vorlieben und Grenzen, daher ist es entscheidend, auf die nonverbalen Signale Ihres Vierbeiners zu achten. In der Regel genießt ein freundlicher und entspannter Hund die Streicheleinheiten, während ein Hund, der seine Augen zusammenkneift, das Streicheln tendenziell eher als unangenehm empfindet. Es ist also wichtig, die Reaktion Ihres Hundes zu respektieren und sich an seinen Bedürfnissen zu orientieren.

Welpen suchen von Anfang an intensiven Körperkontakt zu ihren Geschwistern und gewöhnen sich an die Berührungen ihrer Mutter. Körperliche Nähe ist für Hunde ein wichtiges Ritual zur Stärkung des sozialen Gefüges. Aus diesem Grund schätzen viele Hunde auch die Aufmerksamkeit ihres Menschen. Eine Begrüßung, ein Blick und eine kurze Streicheleinheit können bei vielen Hunden zu Freude, Begeisterung und eifrigem Schwanzwedeln führen. Allerdings wird nicht jede menschliche Berührung von Vierbeinern als angenehm empfunden und einige Hunde mögen es überhaupt nicht, berührt zu werden – insbesondere von Fremden. Auf der anderen Seite gibt es aber auch, ähnlich wie bei uns Menschen, Hunde, die verschmuster sind als andere.

Grundsätzlich sollten Sie niemals einen fremden Hund ohne vorherige Erlaubnis des Besitzers streicheln, da es bei einem unbekannten Hund schwierig ist, einzuschätzen, welche Berührungen der Vierbeiner mag und welche nicht. Im schlimmsten Fall könnte ein ungebetenes Anfassen als Bedrohung interpretiert werden, was Angst auslösen und zu aggressivem Verhalten führen könnte.

Einer der häufigsten Fehler beim Versuch, Ihren eigenen oder einen anderen Hund zu streicheln, begehen Sie, indem Sie sich gedankenlos über ihn beugen und ihn kräftig am Kopf berühren. Hunde können bereits von der bloßen Größe eines Menschen eingeschüchtert sein und sich dadurch bedroht fühlen. Viele Hunde reagieren auf den Versuch, sie an der Kopfregion zu streicheln, instinktiv, indem sie den Kopf zurückziehen. Dieses Verhalten signalisiert dann, dass die Berührungen unangenehm für sie sind. Zusätzlich können sich unsichere Hunde in solchen Situationen bedrängt fühlen und als Reaktion darauf beißen.

Möchten Sie also einen fremden Hund streicheln, sollten Sie zunächst seinen Besitzer fragen, ob Sie das Tier berühren dürfen und, falls ja, welche Art der Berührung der Vierbeiner bevorzugt. Hundebesitzer kennen ihre Fellnase selbst am besten und wissen, ob es ihr bester Freund mag, von fremden Händen gestreichelt zu werden oder nicht. Sobald Sie die Erlaubnis zum Streicheln bekommen haben, sollten Sie trotzdem nicht sofort auf den Hund zugehen und ihn berühren. Stattdessen ist es empfehlenswert, den Hund genau zu beobachten und auf seine Körpersprache zu achten, um die Situation und die Stimmung des Tieres besser einschätzen zu können.

Wenn Ihr Hund entspannt und neugierig auf Sie wirkt, kann es hilfreich sein, sich seitlich zu ihm in die Hocke zu begeben. Auf diese Weise nähern Sie sich ihm auf Augenhöhe und können Vertrauen aufbauen. Wenn der Hund Ihnen daraufhin freundlich entgegenkommt und möglicherweise sogar neugierig an Ihnen schnüffelt, zeigt er damit Interesse. Wenn der Hund Ihre Nähe sucht, können Sie ihn nun sanft an der Brust oder am Rücken streicheln.

Sollte der Hund jedoch Desinteresse zeigen, seinen Kopf zur Seite drehen, sich ducken oder weggehen, signalisiert er Ihnen, dass er nicht gestreichelt werden möchte. Außerdem können auch Anzeichen wie nach hinten gerichtete Ohren, zusammengekniffene Augen oder ein vollkommen regloser Hund darauf hinweisen, dass er etwas als unangenehm empfindet. Viele Hunde erstarren in solchen Momenten regelrecht, was ein eindeutiges Zeichen dafür ist, dass sie nicht berührt werden möchten. Leider erkennen viele Menschen dieses Zeichen nicht und sind dann überrascht, wenn der Hund plötzlich zuschnappt. Aus diesem Grund gilt: Die Entscheidung des Hundes sollte in jedem Fall akzeptiert werden.

Während bei einem fremden Hund bestimmte Körperregionen tabu sind, kennen Sie Ihren eigenen Hund wesentlich besser und wissen in der Regel, wo er gerne berührt wird und wo nicht. Im Prinzip gibt es keine festen Regeln, aber viele Hundeliebhaber machen den Fehler, ihren Hund zu vermenschlichen – das gilt auch fürs Streicheln und Kuscheln. Ein klassisches Beispiel hierfür ist das Umarmen: Menschen empfinden Umarmungen oft als angenehm und vertraut, während viele Hunde sie häufig anders wahrnehmen. Eine Umarmung kann für Hunde verwirrend oder sogar unangenehm sein, da sie in der hündischen Kommunikation oftmals als Dominanz gelten, weshalb viele Hunde Umarmungen als Belastung empfinden.

Obwohl viele Hunde die Umarmungen ihrer Besitzer tolerieren, können solche Gesten die Bindung im schlimmsten Fall beeinträchtigen. Insbesondere unsichere Hunde könnten in diesen Momenten überfordert sein und reagieren möglicherweise mit Zuschnappen, da sie sich bedrängt fühlen. Ähnlich wie Menschen nicht immer positiv auf unerwartete Umarmungen reagieren, können auch Hunde diese als unangenehm empfinden.

Achten Sie also immer auf die Körpersprache Ihres Hundes und beobachten Sie seine Reaktionen, um zu erkennen, was er mag und was nicht. Beginnen Sie immer mit langen und gleichmäßigen Bewegungen und vermeiden Sie hektische oder abrupte Handlungen, um Stress zu vermeiden. Die Intensität und die Art Ihrer Streicheleinheiten lassen sich dann viel besser an seine individuellen Vorlieben anpassen.

Entspannungssignale

Nahezu jede Verhaltensweise von Hunden, die aus der menschlichen Perspektive problematisch oder störend ist, lässt sich auf ein hohes Aufregungs- bzw. Erregungsniveau zurückführen. Ob lautes Bellen, starkes Ziehen an der Leine, Ignorieren von Kommandos beim Spielen mit anderen Hunden oder das Anspringen von Besuchern – die Liste lässt sich endlos fortsetzen.

Wenn Ihr Hund in bestimmten Situationen zu aufgeregt ist, gibt es einige Signale, mit denen Sie ihn wieder in einen entspannten Zustand zurückversetzen und seine Aufmerksamkeit auf sich lenken können. Diese sogenannten Entspannungssignale zielen darauf ab, den Hund zu beruhigen oder Konflikte zu vermeiden. In Deutschland gewann der Einsatz von Entspannungssignalen im Hundetraining unter dem Begriff der konditionierten Entspannung Popularität. Die Methode der konditionierten Entspannung hat zum Ziel, Ihren Vierbeiner in einen bewussteren Zustand zurückzuholen, in dem er klarer denken und bewusster handeln kann.

Grundsätzlich nutzt konditionierte Entspannung klassische Konditionierung, um ein bestimmtes Signal mit einem Zustand der Entspannung zu verknüpfen. Dabei wird ein Wort, Geruch oder optisches Signal (zum Beispiel ein Tuch) mit einem entspannten Zustand assoziiert. Ihr Hund muss dafür nichts tun oder verstehen – es geschieht ganz automatisch.

Aufbau Entspannungswort

Beginnen Sie damit, ein passendes Wort auszuwählen, das Sie als Entspannungswort verwenden möchten. Dabei ist es wichtig, dass Ihnen dieses Wort nicht unangenehm ist, besonders wenn Sie es in der Öffentlichkeit verwenden möchten. Wörter, die gerne von Hundehaltern genutzt werden, sind zum Beispiel: Ruhe, Easy oder Pause.

Aufbau mit einem Hund, der gerne allein entspannt

Wenn Ihr Hund das Kontaktliegen Ihren Berührungen und Streicheleinheiten vorzieht, warten Sie, bis Ihr Hund kurz vor dem Einschlafen ist, bereits entspannt liegt oder Ihre Nähe genießt. Ohne Ihren Hund anzuschauen oder ihn anzusprechen, sagen Sie nun einfach laut und deutlich das Entspannungswort. Dabei ist es wichtig, dass Sie Ihren Vierbeiner nicht extra auf sich aufmerksam machen, um eine übermäßige Erwartungshaltung zu vermeiden. Wiederholen Sie das Entspannungswort außerdem nicht mehr als dreimal hintereinander und verwenden Sie es stattdessen immer wieder im Laufe des Tages, wenn Ihr Hund in einer entspannten Situation ist.

Aufbau mit einem Hund, der gerne kuschelt und gestreichelt wird

Genießt Ihr Hund Ihre Streicheleinheiten, bringen Sie ihn am besten durch eine Massage oder durch körperliche Berührungen in einen entspannten Zustand. Anschließend nehmen Sie Ihre Hände von Ihrem Vierbeiner und atmen erst einmal einige Male tief durch. Nun sprechen Sie das Entspannungswort laut und deutlich aus und atmen dann ein weiteres Mal kurz durch, bevor Sie Ihren Hund weiter streicheln. Wiederholen Sie das Entspannungswort immer wieder bewusst in entspannten Momenten im Alltag, damit sich Ihr Hund daran gewöhnt und das Wort mit der Entspannung assoziiert.

Alternative Entspannungssignale für bestimmte Situationen

Als Alternative zu Entspannungsworten können Sie auch auf verschiedene Düfte zurückgreifen, die in bestimmten Situationen dazu beitragen können, dass sich Ihr Hund entspannt. Neigt Ihr Vierbeiner zum Beispiel dazu, sehr aufgeregt zu sein und hochzuspringen, sobald Besuch an der Tür klingelt, können Sie Ihrem Hund vor dem Eintreffen des Besuches ein Halstuch mit einem passenden Entspannungsduft, zum Beispiel Lavendel, umlegen. Sobald es an der Tür klingelt, führen Sie ihn sanft zu seinem Platz hinter einem Hundegitter und geben ihm einen Kauartikel. Fürchtet sich Ihr Hund zum Beispiel vor Gewitter oder lauten Geräuschen, greifen Sie auf Zitrone als Entspannungsduft zurück. Wissen Sie im Voraus, dass ein Gewitter oder ein Feuerwerk bevorsteht, legen Sie Ihrem Hund sein Halstuch mit dem Entspannungsduft an. Sobald es zu lauten Geräuschen kommt, leiten Sie Ihren Vierbeiner zu seinem sicheren Platz – das kann zum Beispiel ein Ort sein, den er in solchen Momenten bevorzugt. Falls Sie vorher nicht dazu gekommen sind, ihm das Halstuch anzulegen, können Sie es ihm auch in diesem Moment umlegen. Bieten Sie ihm außerdem die Möglichkeit, einen Kauartikel zu bekommen. Entspannungssignale sind Türöffner, um die Aufmerksamkeit Ihres Hundes zu gewinnen. Allerdings dürfen Sie nicht erwarten, dass allein ein Entspannungssignal alle Probleme löst. Zu hohe Erwartungen können schnell zu Frustration führen. Deshalb ist es wichtig, dieses Werkzeug bewusst und realistisch einzusetzen, um es effektiv nutzen zu können.

Entspannungsübungen für den Menschen

Entspannungsübungen sind nicht nur für Hunde großartige Werkzeuge, um Stress abzubauen, den Geist zu beruhigen und das eigene Wohlbefinden zu steigern, sondern können natürlich auch uns Menschen dabei helfen, unsere geistige Gesundheit zu verbessern, einen gesunden Lebensstil zu unterstützen und das Gleichgewicht zwischen Körper und Geist zu fördern.

Progressive Muskelentspannung

Die Progressive Muskelentspannung, kurz PMR, ist eine Entspannungstechnik, die darauf abzielt, Muskelverspannungen und Schmerzen im Körper zu lösen. Die Methode wurde bereits in den 1920er Jahren vom US-amerikanischen Arzt Edmund Jacobson (1888–1983) entwickelt. Jacobson erkannte den Zusammenhang zwischen seelischen Erkrankungen und Muskelanspannungen. Seine Entdeckung offenbarte, dass gezielte Muskelentspannung die Aktivität der Nerven verringert und zeitgleich psychische Spannungen reduziert, was zu einer tieferen körperlichen Entspannung führt und sich positiv auf den gesamten Organismus auswirkt.

Im Jahr 1929 publizierte Jacobson seine Forschungsergebnisse und präsentierte seine Theorie der abwechselnden Muskelspannung und -entspannung als therapeutische Methode, weshalb diese Herangehensweise oftmals als Progressive Muskelentspannung nach Jacobson oder als Entspannung nach Jacobson bezeichnet wird.

Jacobson lehrte, dass eine Person ihre psychische Verfassung durch gezielte Muskelentspannung beeinflussen kann. Aus diesem Grund wird das Verfahren auch zur Stressbewältigung, zur Entspannung, zur Förderung des Wohlbefindens sowie zur Verbesserung der Schlafqualität empfohlen. Langfristig kann die Progressive Muskelentspannung außerdem zur Verbesserung der Körperwahrnehmung, zur Reduktion körperlicher und psychischer Unruhe, zur Schmerzreduktion, zur Stärkung des körperlichen und seelischen Gleichgewichts, zur Entwicklung innerer Ruhe und Gelassenheit, zur Weitung der Blutgefäße in den Muskeln sowie zur Verlangsamung des Herzschlages beitragen und eine entspannte und ruhige Atmung begünstigen.

Der Ansatz der PME liegt darin, bestimmte Muskelgruppen zuerst bewusst anzuspannen und anschließend gezielt zu entspannen. Während der Progressiven Muskelentspannung konzentriert sich der Patient also auf einzelne Muskelpartien, die er zunächst intensiv anspannt und dann bewusst wieder locker lässt. Dieser Wechsel aus Anspannung und Entspannung erfolgt dabei in einem gleichmäßigen Rhythmus.

Im Verlauf der Progressiven Muskelentspannung werden dann alle Muskelgruppen des Körpers, einschließlich der Gesichtsmuskulatur, in die Übungen einbezogen. Daher stammt auch der Begriff einer progressiven, also fortschreitenden Muskelentspannung über den gesamten Körper.

Anleitung für eine einfache Progressive Muskelentspannung

Am besten lassen Sie sich die Übung von jemandem vorlesen, bei dem Sie sich wohlfühlen. Der Vorlesende sollte während der Übungen kurze Pausen einlegen, die mit (Pause) gekennzeichnet sind. An einigen Stellen der Anleitung finden Sie außerdem zusätzliche Informationen dazu, wie lange die Anspannung dauern soll. Ansonsten bestimmen Sie selbst, wie lange Sie die Anspannungen halten möchten.

Audiodatei 1
Meditation Body Scan

Regelmäßiges Üben führt auf lange Sicht zum Erfolg, weshalb Sie die Progressive Muskelentspannung ein- bis zweimal täglich durchführen sollten, um langfristige Ergebnisse zu erzielen. Dabei können Sie selbst entscheiden, wie lange eine Übungseinheit dauern soll. Es ist jedoch wichtig, die gleiche Reihenfolge der Übungen beizubehalten und nach dem Üben wieder bewusst in den Alltag zurückzukehren.

Autogenes Training

Das autogene Training ist ein Entspannungsverfahren, das darauf abzielt, körperliche und geistige Entspannung durch Selbstbeeinflussung bzw. Autosuggestion zu erreichen. Bekanntheit erlangte das autogene Training durch den deutschen Psychiater Johannes Heinrich Schultz (1884–1970), der sich in den 1930er Jahren mit einer speziellen Form der Selbsthypnose beschäftigte. Während seiner Arbeit mit verschiedenen Hypnosetechniken bemerkte er, dass einige seiner Patienten durch Selbstbeeinflussung in einen entspannten und tranceähnlichen Zustand versetzt werden konnten. Schultz bezeichnete diesen Prozess als autogenes Training.

Das autogene Training ist eine Form der Selbsthypnose, die eine Umstellung der körperlichen, vegetativen Funktionen – wie zum Beispiel die

Atmung, den Pulsschlag oder die Durchblutung – in einen Zustand der Ruhe bewirkt. Im Gegensatz zur Progressiven Muskelentspannung wird der Zustand der Entspannung beim autogenen Training nicht indirekt durch willentliche Muskelanspannung bewirkt, sondern führt vielmehr direkt über gedankliche Konzentration zu innerer Ruhe.

Durch korrekt ausgeführtes autogenes Training können die vegetativen Funktionen des Körpers beeinflusst werden, was positive Auswirkungen auf die Gesundheit haben kann. So kann autogenes Training unter anderem Muskelverspannungen und Haltungsschäden vermindern, chronische Schmerzen, Kopfschmerzen und Migräne reduzieren, Darm- und Magenstörungen verbessern, die Leistungsfähigkeit steigern, Konzentrationsstörungen vermindern, Gelassenheit und innere Ruhe fördern und sich positiv auf psychische Belastungen auswirken.

Anleitung für das autogene Training

Das autogene Training setzt sich aus verschiedenen Formeln zusammen, die Sie innerlich in der Ich-Form aufsagen und mehrmals wiederholen.

- **Ruhe-Formel:** Beginnen Sie das autogene Training mit einer Ruhephase. Finden Sie dafür eine bequeme Position, in der Sie sich entspannen können, und leiten Sie die Ruhephase dann mit der Formel „Ich bin ruhig" ein.

- **Die Schwere-Formel:** Die Schwere-Formel zielt auf Muskelentspannung ab. Dabei konzentrieren Sie sich auf einen bestimmten Teil Ihres Körpers, zum Beispiel Ihren Arm, und stellen sich währenddessen vor, wie dieser allmählich schwerer wird, ohne ihn dabei tatsächlich zu bewegen. Gleichzeitig sprechen Sie die folgende Formel: „Mein linker/rechter Arm ist schwer." Sobald sich Ihr Arm schwer anfühlt, wechseln Sie zum nächsten Körperteil. Mit der Zeit beginnt Ihre Muskulatur, zu erschlaffen, und ein Gefühl der Entspannung breitet sich aus, was eine verbesserte Durchblutung Ihrer Muskeln zur Folge hat.

- **Die Wärme-Formel:** Mithilfe der Wärme-Formel stellen Sie sich nun vor, wie Ihr Arm langsam warm wird, und sprechen dafür die Formel „Mein linker/rechter Arm ist angenehm warm" auf. Schritt für Schritt dehnen Sie dieses Gefühl nun auf Ihren gesamten Körper aus, bis er sich warm anfühlt. Ziel dieser dritten Stufe ist es, dass sich Ihre Blutgefäße und Arterien weiten, um eine verbesserte Durchblutung Ihres Körpers zu erreichen.

- **Die Atem-Formel:** Während der vierten Stufe konzentrieren Sie sich auf Ihre Atmung und nutzen dafür die Formel: „Ich atme gleichmäßig und ruhig." Durch das ruhige und gleichmäßige Ein- und Ausatmen erreichen Sie eine tiefere Entspannung und Sie wechseln allmählich von der Brust- zur Bauchatmung.

- **Die Herz-Formel:** Lenken Sie Ihre Aufmerksamkeit nun vollkommen auf Ihren Herzschlag, indem Sie die Formel „Mein Herz schlägt ruhig" sprechen. Zur selben Zeit konzentrieren Sie sich auf Ihren Herzschlag, sodass sich Ihre Herzfrequenz und Ihr Pulsschlag normalisieren.

- **Die Sonnengeflechts-Formel:** Das Sonnengeflecht ist ein Nervensystem im Oberbauchraum, das wichtige Funktionen der Verdauungsorgane reguliert. Die sechste Stufe des autogenen Trainings zielt darauf ab, die Entspannung und Harmonie Ihrer inneren Organe, speziell des Darms und des Magens, zu fördern und ihre Durchblutung zu verbessern, was helfen kann, die Produktion von Magensäure zu regulieren und die Darmbewegungen zu stimulieren. Sagen Sie die Formel: „Mein Sonnengeflecht ist strömend warm."

- **Die Kopf-Formel:** Die siebte Stufe ist das Aufsagen der Kopf-Formel, „Meine Stirn ist angenehm kühl", die Ihnen dabei hilft, Ihre Gesichtsmuskulatur zu entspannen. Außerdem kann die Kopf-Formel dazu beitragen, Kopfschmerzen zu lindern.

- **Ende:** Zum Abschluss des autogenen Trainings erfolgt die Rücknahme. Diese ist wichtig, damit Sie nach der Übung nicht benommen oder müde zurück in Ihren Alltag kehren. Eine mögliche Formel für die Rücknahme lautet: „Mein Körper ist fest und meine Augen sind offen." Dabei spannen Sie Ihre Muskeln aktiv und bewusst an. Falls Sie das autogene Training im Bett durchführen und direkt im Anschluss schlafen möchten, können Sie auf die Rücknahme verzichten.

Damit sich die Wirkung des autogenen Trainings vollständig entfalten kann, sollten Sie die Übungen zwei- bis dreimal wöchentlich durchführen.

Audiodateien 2,3,4
Übungen Autogenes Training

Achtsamkeitsmeditation

Achtsamkeit ist eine geistige Praxis, die sich auf das gegenwärtige und bewusste Erleben des Augenblicks konzentriert. Das Ziel der Achtsamkeit liegt dabei darin, bewusst und frei von Ablenkungen durch vergangene Erfahrungen oder zukünftige Sorgen im Hier und Jetzt zu sein.

Definition: Achtsamkeit
Achtsamkeit bedeutet, körperlich und mental im gegenwärtigen Augenblick zu sein und das Leben so zu erleben, wie es sich von Moment zu Moment entfaltet.

Die Achtsamkeitsmeditation ist wiederum eine Meditationstechnik, bei der der Fokus auf den eigenen Geistesinhalten liegt – Gefühle, Gedanken und Sinneswahrnehmungen werden bewusst beobachtet. Bei der Achtsamkeitsmeditation geht es nicht darum, diese Geistesinhalte zu kontrollieren oder zu bewerten, sondern vielmehr darum, ihnen achtsam und ohne Vorurteile zu begegnen. Dabei nimmt der Praktizierende einen Standpunkt außerhalb seiner eigenen Gedanken ein und lernt, sich nicht mit ihnen zu identifizieren. Während der Übende seinen Körper, seine Emotionen, Empfindungen, Wort- und Bildgedanken aus der Rolle eines Beobachters betrachtet, gilt:

- annehmen statt beurteilen,
- bewusst wahrnehmen statt analysieren,
- beobachten statt identifizieren,
- neugierig bleiben statt reagieren,
- im Hier und Jetzt sein statt vergleichen.

Grundsätzlich bietet die Achtsamkeitsmeditation eine Bandbreite an potenziellen Vorteilen. Auf der einen Seite kann sie dazu beitragen, Stress zu reduzieren, das emotionale Gleichgewicht zu verbessern und ein besseres Selbstverständnis sowie die Akzeptanz der eigenen Gedanken und Gefühle zu fördern. Auf der anderen Seite kann die Achtsamkeitsmeditation die kognitive Flexibilität, Aufmerksamkeit, Konzentration und die Resilienz stärken, den Geist beruhigen und die Schlafqualität fördern und hat darüber hinaus auch positive Auswirkungen auf das Immunsystem.

Die Meditationstechnik taucht zu Recht immer wieder in verschiedenen Kontexten auf: Im Yoga wird sie als Sakshi Bhav praktiziert, im Buddhismus ist sie unter dem Namen Vipassana bekannt und im Westen wird sie als Programm MBSR (Mindfulness Based Stress Reduction) bezeichnet. Unabhängig davon, ob das Ziel der Achtsamkeitsmeditation gesundheitlicher oder spiritueller Natur ist, ihr Kern liegt stets im achtsamen Sein im gegenwärtigen Moment.

Audiodatei 5

Meditation Körperwahrnehmung und Selbstliebe

Je mehr Sie üben, desto leichter wird es Ihnen fallen, sich auf Ihren Atem zu konzentrieren. Der Grund, warum Sie sich während der Achtsamkeitsmeditation so stark auf Ihren Atem fokussieren sollten, ist, dass dieser als Anker für das Hier und Jetzt gilt, da er stets präsent ist. Ganz gleich, wie oft Ihre Gedanken und Gefühle abweichen mögen, kehren Sie einfach immer wieder zu Ihrem nächsten Atemzug zurück.

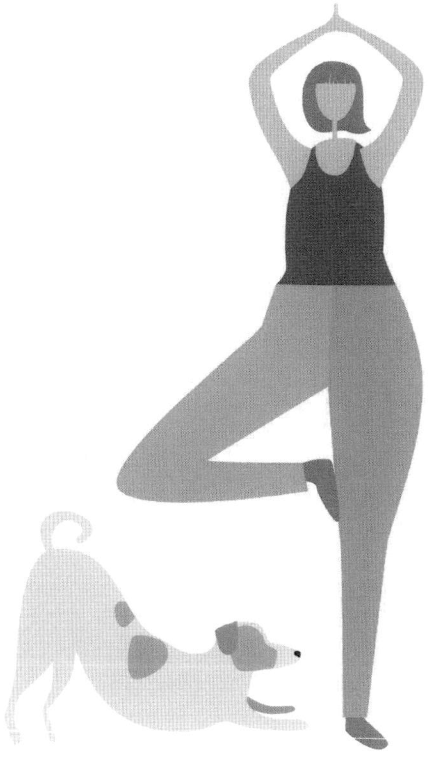

Atemübungen und ihre Bedeutung im Hundeyoga

ATEMÜBUNGEN FÜR DEN MENSCHEN

Im Yoga geht es nicht einzig und allein nur um körperliche Übungen, sondern auch um die Zusammenführung von Körper und Geist durch yogische Atemübungen – das sogenannte Pranayama.

> **Definition: Pranayama**
> Der Begriff Pranayama setzt sich aus den beiden Wörtern Prana (Lebensenergie/Atmung) und Ayama (beherrschen, kontrollieren, erweitern) zusammen. Wortwörtlich übersetzt bedeutet der Terminus Pranayama demnach die bewusste Kontrolle der Lebensenergie und die Vertiefung der Atmung. Diese Kontrolle geschieht durch unterschiedliche Atemübungen, die die Grundlage des Yogas bilden.

Pranayamas, die Atemübungen der yogischen Tradition, spielen dabei auch im Hundeyoga eine wichtige Rolle. Auf der einen Seite trägt die gemeinsame Durchführung von Pranayamas dazu bei, die emotionale Verbindung zwischen Mensch und Hund zu stärken, da das bewusste Atmen in der Nähe des Vierbeiners eine ruhige Erfahrung schafft, die die gegenseitige Bindung und das Vertrauen fördert. Auf der anderen Seite ermöglicht das gemeinsame Ausführen von Pranayamas dem Halter und seinem Vierbeiner, gemeinsam zu entspannen. Das fördert nicht nur Ruhe und Gelassenheit, sondern schafft auch eine einmalige und positive Atmosphäre für die Beziehung zwischen Hund und Besitzer.

Die Atemübungen sind äußerst kraftvolle und wirksame Methoden, um den Körper zu entspannen, den Geist zu beruhigen, Stress zu bewältigen und das allgemeine Wohlbefinden zu steigern. Grundsätzlich richten sich die Asanas im Yoga an der Atmung aus und verleihen der Atemtechnik somit eine höhere Bedeutung und betonen darüber hinaus ihre Vorrangstellung vor den körperlichen Bewegungen.

Audiodateien 6,7,8,9
Kurzanleitungen verschiedener Atmungen

Das Kennenlernen

Die erste Übung „Das Kennenlernen" ist die ideale Einsteigerübung, um zu lernen, wie Sie Ihren Atem bewusst lenken können, und zugleich die Grundlage für die weiteren, hier angeführten Atemtechniken.

Anleitung:

- Begeben Sie sich zunächst in eine aufrechte Sitzhaltung oder legen Sie sich bequem auf den Rücken.
- Platzieren Sie eine Hand auf Ihrer Brust und die andere auf Ihrem Bauch.
- Atmen Sie ganz ruhig in Ihrem natürlichen Rhythmus und spüren Sie, wie sich Ihr Körper dabei bewegt.
- Beobachten Sie, ob sich Ihre Brust oder Ihr Bauch während des Atmens hebt und senkt, und nehmen Sie wahr, wohin Ihr Atem fließt.
- Legen Sie anschließend beide Hände an die Seiten Ihres unteren Rippenbereichs. Atmen Sie weiterhin natürlich und achten Sie darauf, wie sich Ihre Rippen während des Atmens bewegen.
- Versuchen Sie nun, bewusst tief in Ihren Bauch zu atmen.
- Positionieren Sie Ihre Hände erneut auf Brust und Bauch und lenken Sie Ihren Atem beim Einatmen gezielt in Ihren Bauch.
- Beobachten Sie, wie sich die Hand, die auf Ihrem Bauch liegt, beim Einatmen anhebt, während Ihr Brustbereich ganz ruhig bleibt.

Wiederholen Sie diese Übung mehrmals, um die aktive Steuerung Ihres Atems bewusst zu meistern. Das Kennenlernen des Atems erfordert womöglich etwas Geduld, aber mit ein wenig Übung werden Sie schnell Fortschritte machen.

Die 4-7-8-Atmung

Die 4-7-8-Atemübung ist eine rhythmische und effektive Atemtechnik, die tiefe Entspannung und Beruhigung fördert. Sie kann Ängste lösen, Schlafprobleme verbessern, den Blutdruck senken, Gelassenheit steigern und die Stressresistenz erhöhen. Diese Atemübung eignet sich besonders, wenn Unruhe und Stress den natürlichen Atemrhythmus stören, und hilft darüber hinaus dabei, das innere Gleichgewicht wiederzufinden.

Anleitung:

- Atmen Sie für vier Sekunden durch Ihre Nase ein.
- Halten Sie den Atem für sieben Sekunden an, wobei Sie entspannt bleiben.
- Atmen Sie anschließend für acht Sekunden vollständig durch Ihren Mund aus.

Wiederholen Sie die 4-7-8-Atmung mehrmals täglich, um den größtmöglichen Entspannungseffekt zu erzielen. Fortgeschrittene können gerne auch die 4-7-11-Atmung ausprobieren, die nach demselben Prinzip funktioniert. Der einzige Unterschied besteht darin, dass Sie hierbei versuchen, für elf Sekunden lang auszuatmen.

Die Bauchatmung

Die Bauchatmung ist eine beruhigende Atemtechnik, die es ermöglicht, die Ein- und Ausatmung zu beruhigen, bewusst zu steuern und zu vertiefen. Diese Technik kann dazu beitragen, Atemwegserkrankungen vorzubeugen, die unteren Lungenbereiche zu reinigen, Entspannung von Körper und Geist zu fördern und einen gleichmäßigen Herzrhythmus zu unterstützen.

Anleitung:

- Legen Sie sich bequem in Rückenlage hin und strecken Sie Ihre Beine aus.
- Platzieren Sie Ihre Hände auf dem Bauch, sodass sich Ihre Mittelfinger oberhalb des Bauchnabels berühren.
- Beginnen Sie nun mit einer bewussten Ausatmung und beobachten Sie, wie sich Ihr Bauch leicht nach innen zieht.
- Atmen Sie anschließend langsam ein, während Sie bis zwei zählen. Achten Sie darauf, wie sich Ihr Bauch während der Einatmung nach oben hebt und Ihre Finger auseinanderdriften.
- Halten Sie Ihren Atem für eine Sekunde an und atmen Sie dann langsam aus. Beobachten Sie dabei, wie sich Ihr Bauch wieder senkt und sich Ihre Finger annähern.

Wiederholen Sie die Bauchatmung so oft wie möglich. Selbst zwei Minuten Übung können ausreichen, um sich vollständig zu entspannen und neue Energie zu sammeln.

Die schnelle Stoßatmung

Die schnelle Stoßatmung ist eine Atemmethode, die Ihnen dabei hilft, Körper und Geist zu beruhigen und wieder zurück ins innere Gleichgewicht zu finden.

Anleitung:

- Beginnen Sie die Stoßatmung, indem Sie langsam einatmen, während Sie Ihre Arme nach oben strecken und Ihre Hände öffnen.
- Halten Sie die Luft für einen kurzen Moment lang an und verweilen Sie für einige Sekunden in dieser Position.
- Atmen Sie nun schnell wieder aus, ballen Sie dabei Ihre Hände zu Fäusten und senken Sie Ihre Arme auf Schulterhöhe ab.

Wiederholen Sie die schnelle Stoßatmung insgesamt 20- bis 30-mal in einem schnellen Tempo.

Die Atemzählung

Die Atemzählung ist eine einfache Methode, um mehr Kontrolle über Ihre Emotionen zu erlangen. Grundsätzlich ist es wichtig, diese Übung in einem offenen und freundlichen Gemütszustand zu praktizieren, ganz ohne Ärger oder Verkrampfung.

Anleitung:

- Atmen Sie langsam ein und zählen Sie dabei von eins bis zehn.
- Sobald Sie die Zahl zehn erreicht haben, zählen Sie nun in umgekehrter Reihenfolge langsam bis eins runter.
- Falls Sie sich während des Zählens gedanklich verlieren sollten, kehren Sie einfach zur Zahl eins zurück und beginnen Sie erneut.

Wiederholen Sie die Übung insgesamt fünfmal.

ATEMÜBUNGEN FÜR DEN HUND

Atemübungen für Hunde sind eine wundervolle Möglichkeit, um die Entspannung der Fellnasen zu fördern und ihr Wohlbefinden positiv zu beeinflussen. Hunde haben jedoch ihre ganz eigene und natürliche Art, zu atmen, die in der Regel automatisch und instinktiv abläuft. Die normale Atmung eines gesunden Hundes verläuft ruhig, langsam und gleichmäßig. Im Zustand der Entspannung atmet der Hund durch die Nase, während seine Schnauze geschlossen bleibt. Ein deutliches Anzeichen für eine normale Atmung beim Hund ist die Bewegung des Brustkorbs, der sich im Einklang mit den Atemzügen hebt und senkt. In Ruhephasen beträgt die normale Atemfrequenz von Vierbeinern etwa 10 bis 30 Atemzüge pro Minute. Wenn die Atemfrequenz jedoch über 30 Atemzüge pro Minute steigt, spricht man von einer erhöhten Atemfrequenz.

Das Hecheln stellt eine deutliche Abweichung von der normalen Atmung des Hundes dar: Ein hechelnder Hund atmet sehr schnell ein und öffnet dabei seine Schnauze. Die Zunge bewegt sich hierbei wiederholt kurz nach hinten und auch der Brustkorb zeigt eine wesentlich schnellere und intensivere Bewegung. Im Vergleich zur normalen Atmung ist das Hecheln zudem gut hörbar. Die Gründe für das Hecheln eines Hundes können sehr vielfältig sein, sind jedoch oftmals von harmloser Natur.

Hunde verfügen zum Beispiel nur über wenige Schweißdrüsen, wovon sich die meisten an ihren Pfoten befinden. Aufgrund ihrer begrenzten Schweißdrüsenanzahl können sie ihre Körpertemperatur nur eingeschränkt über diese regulieren. Dennoch haben Hunde die Fähigkeit, sich durch Hecheln abzukühlen. Dabei hängt ihre Zunge nach außen, um die Luft über sie gleiten zu lassen. Dieser Prozess regt die Verdunstung des Speichelns an, was wiederum den gesamten Körper abkühlen kann. Damit kann das Hecheln also ebenfalls dazu beitragen, den Hund vor hohen Temperaturen zu schützen und die warme Jahreszeit für ihn angenehmer zu gestalten.

Im Gegensatz zu Menschen, die beim körperlichen Einsatz schwitzen, neigen Hunde dazu, zu schnaufen. Dies tritt nicht nur beim Hundesport auf, sondern auch beim Herumtollen oder beim Spielen mit Artgenossen. Ein intensives Hecheln kann auch dann auftreten, wenn der Hund sein Futter zu schnell verschlingt. Normalerweise lässt das Schnaufen nach einigen Minuten, nachdem die Anstrengung vorüber ist, nach. In der Regel bewältigen erwachsene und gesunde Hunde körperliche Anstrengung gut, allerdings ist bei Welpen und Senioren Vorsicht geboten.

Auch der Körperbau eines Hundes beeinflusst seine Atmung direkt. So kann starkes Übergewicht Atemprobleme verursachen und dazu führen, dass ein Hund öfter hechelt. Auf der anderen Seite ist jedoch nicht nur das Gewicht, sondern auch die Rasse von entscheidender Bedeutung. Kleine Hunderassen können Hitze besser ausgleichen als ihre größeren Artgenossen und neigen dementsprechend seltener zum Hecheln. Einige Hunderassen, wie beispielsweise der Mops oder der Pekinese, weisen zudem eine Brachyzephalie auf, was eine kurze und runde Kopfform bedeutet. Obwohl der kleine, runde Kopf vielleicht niedlich aussieht, bringt er zahlreiche Gesundheitsrisiken mit sich.

Darüber hinaus reagiert ein Hund mit intensivem Hecheln oftmals auf körperliche Anstrengung, Hitze oder in Situationen, die von Angst bzw. Panik geprägt sind. Diese Auslöser sind normalerweise harmlos und erfordern keine besondere Sorge. Allerdings ist die Situation eine andere, wenn Ihr Vierbeiner häufig scheinbar grundlos hechelt. In solchen Fällen besteht die Möglichkeit, dass die Gesundheit Ihres Hundes beeinträchtigt ist und er aufgrund von Schmerzen oder Krankheit hechelt. Das Hecheln kann also ein Symptom für verschiedene Probleme wie Vergiftungen, Herzbeschwerden, Schmerzen oder Verdauungsprobleme sein. Wenn Sie die harmlosen Auslöser des Hechelns ausschließen können, besteht also möglicherweise eine ernsthafte Gefahr für die Gesundheit Ihres Hundes und Sie sollten unbedingt auf weitere Symptome achten.

Es gibt zahlreiche Krankheiten, die mit Atemproblemen in Verbindung stehen, weshalb die Symptomatik vielfältig ist. Vorsicht ist geboten, wenn Ihr Hund müde, schlapp und teilnahmslos wirkt. Weitere Warnzeichen können das Verweigern von Futter und Wasser, Anzeichen von Schmerzen sowie plötzliche Ängstlichkeit, Aggressivität oder Nervosität sein. Um die Gesundheit Ihres Vierbeiners zu gewährleisten, sollten Sie im Zweifelsfall immer einen Tierarzt aufsuchen und Ihren Hund entsprechend untersuchen lassen.

Hunde praktizieren im eigentlichen Sinne keine bewussten Atemübungen, wie wir Menschen es tun. Sie atmen auf natürliche Weise, regulieren ihre Atmung entsprechend ihren Bedürfnissen und passen sie an unterschiedliche Situationen an. Nichtsdestotrotz gibt es dennoch bestimmte Atemtechniken, die mit Entspannung und Atmung verbunden sind und Ihrem Vierbeiner helfen können, sich zu beruhigen, zu entspannen und Stress abzubauen.

Grundsätzlich reagieren Hunde auf bestimmte Entspannungs- und Atemübungen anders als Menschen. Während einige Hunde durch sanfte Berührungen in einer ruhigen Umgebung entspannen können, werden andere Hunde womöglich unruhig und fühlen sich unwohl. Nicht alle Hunde reagieren also gleichermaßen auf Atemübungen und einige Vierbeiner mögen das gemeinsame Atmen mit ihrem menschlichen Begleiter mehr als andere. Achten Sie deshalb immer auf die Reaktion Ihres Hundes und passen Sie sich seinen Bedürfnissen an. Wenn Ihr Hund gestresst und unruhig ist oder wenn Sie gemeinsam mit ihm Doga praktizieren möchten, kann das gemeinsame Atmen außerdem eine einfache und zugleich sehr effektive Methode sein, um Ihren Vierbeiner zu beruhigen und seine Entspannung zu fördern.

Die nachfolgenden Atemübungen sind effektive Werkzeuge, mit denen Sie Ihren Hund zur Ruhe bringen und ihm beim Entspannen helfen können. Führen Sie die Übungen jeweils gemeinsam mit ihm aus und setzen Sie sich zu

Beginn jeder Übung in die Nähe Ihres Hundes und atmen Sie langsam und tief ein. Achten Sie währenddessen darauf, tiefe und ruhige Atemzüge zu nehmen, um Ihren Vierbeiner zu beruhigen und seine Entspannung zu fördern. Anschließend versuchen Sie, Ihren Atem an den Atemrhythmus Ihres Hundes anzupassen. Beobachten Sie dafür seine Atmung und versuchen Sie, in seinem Rhythmus weiterzuatmen. Diese synchronisierte Atmung kann Ihnen beiden nicht nur ein Gefühl von Ruhe vermitteln, sondern auch eine stärkere Bindung schaffen. Kombinieren Sie Ihren gemeinsamen Atemrhythmus abschließend mit sanften Streicheleinheiten in einem ruhigen Tempo, bevor Sie Ihren Hund langsam an die folgenden Atemtechniken heranführen.

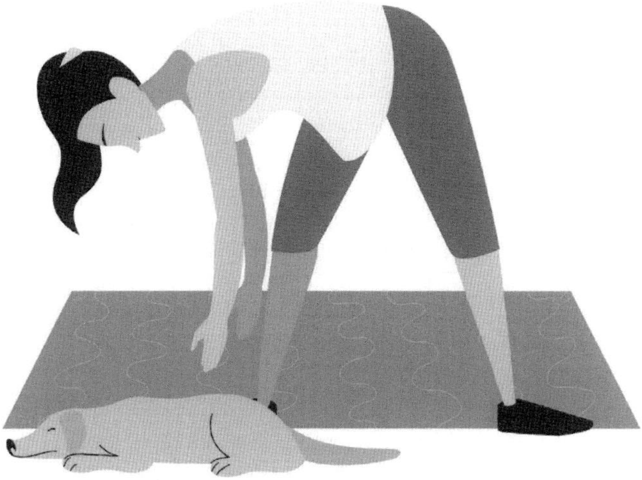

Achtung!
Brachyzephalie, Herzerkrankungen, starkes Übergewicht, sehr hohe Temperaturen und Allergien sowie Atemwegserkrankungen können dazu führen, dass bei Ihrem Hund Atemprobleme auftreten, sodass Sie bei der Ausführung der Übungen unbedingt vorsichtig sein sollten.

Atembewusstsein

Das bewusste Kontrollieren der Lebensenergie und die Vertiefung der Atmung sind nicht nur für den praktizierenden Yogi essentiell, sondern auch für Dogis unabdingbar.

Anleitung:

- Geben Sie Ihrem Hund das Kommando „Platz", damit er sich mit ausgestrecktem Rücken, einer geöffneten Brust und mit fest auf dem Boden ruhenden Flanken hinlegt.
- Setzen Sie sich vor Ihren Hund und atmen Sie gemeinsam mit Ihrem Vierbeiner bewusst ein und wieder aus. Ihr Hund ist in der Lage, die Geräusche seiner eigenen Atmung wahrzunehmen und die physischen Bewegungen zu spüren, die mit der Atmung einhergehen. Er wird also beginnen, seine eigenen Atemzüge zu beobachten und seinen eigenen Klang und natürlichen Rhythmus wahrzunehmen.
- Haben Sie Ihrem Hund bereits beigebracht, wie er seine Schnauze schließen kann, dann geben Sie ihm nun das Kommando dafür. Als Alternative können Sie Ihrem Vierbeiner auch ein Leckerli vor die Nase halten und dieses langsam über seinen Kopf nach oben bewegen. Um dem Leckerli zu folgen, wird Ihr Hund seine Schnauze automatisch anheben, wodurch er seine Schnauze schließen wird.
- Atmen Sie nun langsam und bewusst ausschließlich durch Ihre Nase ein und aus. Ihr Hund neigt dazu, Ihr Verhalten zu imitieren. Durch eine reine Nasenatmung verlangsamt er seine Atmung absichtlich und kontrolliert darüber hinaus sowohl die Einatmung als auch die Ausatmung.

Während der Atemwahrnehmung kann es hin und wieder vorkommen, dass Hunde ein wenig schnauben, um ihre Nasengänge zu befreien. Das Schnauben ist demnach kein Grund zur Sorge, sondern demonstriert vielmehr zwei positive Auswirkungen der Atemkontrolle: die Zunahme der Sauerstoffaufnahme und die Befreiung der Nebenhöhlen.

Chanten

Der Begriff Chanten bezeichnet das hingebungsvolle Singen von spirituellen Liedern, vor allem von Mantras und anderen indischen Gesängen. Für Hunde ist das Chanten ein wundervoller Weg, um Doga zu praktizieren. Einer der bekanntesten Gesänge ist dabei die Wiederholung der heiligen Silbe Aum/Om, die für das Ganze und Universelle steht, Vergangenheit, Gegenwart und Zukunft gleichermaßen beschreibt und die Grundlage jedes folgenden Lautes ist.

Die heilige Silbe wird oftmals am Anfang oder am Ende einer Yogapraxis ausgesprochen. Die langsame Aussprache des Wortes löst dabei Vibrationen im Körper aus, die das Bewusstsein für die Meditationspraxis wecken und den Einklang von Körper, Geist und Seele herstellen sollen, und kann deshalb auch für Ihren Hund ein wundervoller Einstieg in die Praxis sein.

Anleitung:

- Um mit dem Chanten zu beginnen, geben Sie Ihrem Hund das Kommando „Steh“, damit er einen festen Stand einnimmt. Wenn Ihr Hund das Kommando „Steh“ noch nicht beherrscht, machen Sie ihn auf sich aufmerksam und halten Sie ihm ein Leckerli vor die Nase. Um zu verhindern, dass er sich hinsetzt, können Sie Ihre Hand entweder leicht unterhalb Ihres eigenen Bauches oder am Oberschenkel Ihres Hundes halten. Seine Pfoten sollten dabei fest auf dem Boden stehen, der Kopf sollte angehoben und die Brust geöffnet sein, um eine freie und vollständige Atmung vom Bauch bis zum Hals zu ermöglichen.
- Beobachten Sie, wie Ihr Hund tief einatmet, um sich auf das Om vorzubereiten.
- Nun ahmen Sie die Aussprache der Silbe Om nach, indem Sie die einzelnen Laute A – „ah“, U – „ooh“ und M – „mmm“ singen. Machen Sie das so lange, bis Ihr Hund ähnliche Laute von sich gibt, und belohnen Sie ihn anschließend mit einem Leckerli.

Nachdem Ihr Vierbeiner die heilige Silbe dreimal wiederholt hat, fühlt er sich nun stark und ist innerlich konzentriert genug, um mit der eigentlichen Praxis zu beginnen.

Die Siegesatmung

Die Siegesatmung, die auch als siegreiche Atmung oder als Ujjayi-Atmung bekannt ist, ist eine der grundlegendsten Atemtechniken im Yoga und zielt darauf ab, den oftmals unkontrollierten Atem positiv zu beeinflussen und die Gedanken zur Ruhe zu bringen. Diese Atemtechnik wird häufig mit einem sanften Meeresrauschen oder einem Reibelaut verglichen.

Anleitung:

- Bringen Sie Ihren Hund durch das Kommando „Sitz" in einen geerdeten Sitz und eine feste Körperhaltung, damit sich Ihr Hund bereit machen kann, um mit der Ujjayi-Atmung zu beginnen.
- Wenn Sie Ihrem Hund bereits beigebracht haben, seine Schnauze zu schließen, geben Sie ihm nun das Kommando dafür. Alternativ können Sie ihm auch ein Leckerli vor die Nase halten und es langsam über seinen Kopf nach oben bewegen. Ihr Hund wird seine Schnauze daraufhin anheben, um dem Leckerli zu folgen, was das Schließen der Schnauze fördert.
- Ihr Hund hat also seine Schnauze geschlossen und atmet durch seine Nase ein und wieder aus. Durch sein geschlossenes Maul verengt die Stimmritze Ihres Hundes, wodurch er mehr Kontrolle über seine Atmung hat. Während des Ein- und Ausatmens entsteht der charakteristische Klang von Ujjayi, der bei Hunden einem Geräusch ähnelt, das irgendwo zwischen Schnurren und Knurren liegt.

Je geübter Ihr Hund in der Siegesatmung ist, desto leichter wird es ihm fallen, die Vibration seiner Schnurrhaare beim Atmen zu kontrollieren.

Die Synchronisation von Atem und Bewegung

Die Synchronisation von Atem und Bewegung ist eine fundamentale Praxis des Yogas und legt den Fokus auf eine Koordination des Atems mit körperlichen Bewegungen, um eine bewusste und harmonische Verbindung zwischen Körper und Geist sowie zwischen Mensch und Hund herzustellen. Bei dieser Technik geht es in erster Linie darum, die Atemzüge bewusst mit den einzelnen Phasen der Bewegung abzustimmen und so zum Beispiel die Einatmung mit der Ausführung einer bestimmten Position oder Bewegung zu verknüpfen, während die Ausatmung mit einer anderen Bewegung synchronisiert wird. Durch diese Verbindung zwischen Atmung und Bewegung wird ein inneres Gleichgewicht geschaffen und das Körperbewusstsein wird verbessert.

Die Praxis der Atem-Bewegungs-Synchronisation geht allerdings weit über das Yoga hinaus und kann auch für die Mensch-Hund-Bindung von zentraler Bedeutung sein, da die bewusste Synchronisation während der Hundeyoga-Praxis ein Gefühl der Einheit und des gemeinsamen Erlebens schaffen kann. Hunde sind für die Energie und den Atem ihres menschlichen Begleiters sehr sensibel. Die Fähigkeit von Hunden, die Stimmung ihres menschlichen Begleiters aufzunehmen, wird dabei als emotionale Synchronisation bezeichnet.

Die bewusste Harmonisierung des Atems zwischen Mensch und Hund kann Ruhe und Gelassenheit in ihrer Interaktion fördern und dazu beitragen, den Stresspegel des Hundes zu senken. Eine ruhige und synchrone Atmung hat nämlich eine beruhigende Wirkung und kann Ihrem Hund somit dabei helfen, sich zu entspannen – insbesondere in angstauslösenden oder in stressigen Situationen.

Darüber hinaus entwickelt sich durch die gemeinsame Atmung nicht nur eine tiefe Verbundenheit, sondern auch eine Vertrautheit, die die emotionale Bindung stärkt und das gegenseitige Verständnis vertieft. Wenn Hund und Halter gemeinsam atmen und sich gemeinsam bewegen, entsteht ein Gefühl des gemeinsamen Wohlbefindens. Diese positive Erfahrung kann nicht nur die Beziehung stärken und ein positives Umfeld schaffen, sondern auch den Weg für künftige Doga-Sessions ebnen. Somit kann die Synchronisation von Atem, Atemrhythmus und Bewegung zu einem harmonischen Miteinander beitragen und Ihren Hund dazu ermutigen, sich zu entspannen und sich in Sicherheit zu wiegen.

Atmung mit Hund

Die erste Atemübung zur emotionalen Synchronisation beeinflusst nicht nur Ihre Stresshormone, sondern auch die Ihres Hundes. Diese Übung senkt die Stresshormone Adrenalin und Cortisol, während der Spiegel des Glückshormons Serotonin ansteigt. Dadurch wird eine ruhigere und gelassenere Atmosphäre für Sie und Ihren Hund geschaffen.

Anleitung:

- Stellen Sie sich aufrecht hin und legen Sie Ihre Hände sanft auf den Bauch, während Sie Ihren Körper locker lassen. Ignorieren Sie Ihren Hund und gestatten Sie ihm, seinen eigenen Raum zu finden, damit er sich entspannen kann.
- Schließen Sie nun behutsam Ihre Augen und atmen Sie tief durch Ihre Nase in Ihren Bauch ein. Lassen Sie die Luft dann langsam und kontrolliert durch Ihre Nase wieder ausströmen.
- Richten Sie Ihre Aufmerksamkeit auf Ihre Füße und spüren Sie die feste Verankerung am Boden.
- Bewegen Sie sich leicht hin und her, nach vorne, nach hinten und zur Seite. Machen Sie sich dabei bewusst, dass Ihre Wurzeln stark sind und sie Ihnen Halt geben. Nichts kann Sie umwerfen, nichts kann Sie brechen.

Das erweiterte Kind

Der Vorteil der zweiten Atemtechnik zur Atemsynchronisation liegt einerseits darin, dass Ihr Hund die Möglichkeit bekommt, sich mit Ihrer entstehenden Ruhe zu verbinden. Andererseits dehnt die Praxis Ihre Hüften, Knie und Oberschenkel, lindert Rücken- und Nackenschmerzen, beruhigt Ihren Geist und trägt dazu bei, Erschöpfung und Stress zu mindern.

Anleitung:

- Ihr Hund legt sich zunächst ruhig neben Sie und wird von Ihnen wieder vollständig ignoriert.
- Setzen Sie sich nun auf Ihre Fersen und beugen Sie sich nach vorne, während Sie Ihre Arme weit ausstrecken.
- Atmen Sie tief in Ihren Bauch ein und wiederholen Sie diesen Atemzug fünfmal, während Sie langsam ausatmen.

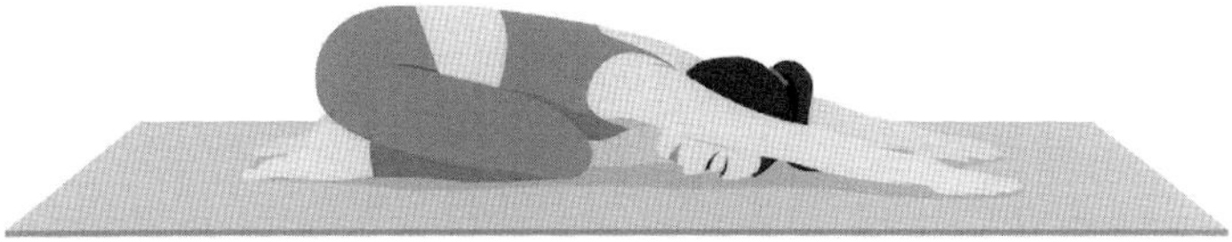

Die stehende Vorwärtsbeuge

Die stehende Vorwärtsbeuge stärkt die Oberschenkel und Knie, löst Verspannungen im Nacken und im Rücken, verbessert die Beweglichkeit der Wirbelsäule, dehnt sowohl Ihren als auch den Körper Ihres Hundes und fördert die mentale Entspannung.

Anleitung:

- Beginnen Sie die stehende Vorwärtsbeuge damit, tief einzuatmen und Ihre Arme in einer aufsteigenden Bewegung über Ihren Kopf zu heben. Zeigen Sie Ihrem Hund damit, dass er sich mit seinen Vorderpfoten sanft gegen Ihren Bauch lehnen kann. Anfangs können Sie ihm gerne ein ruhiges Signal (z. B. „Hoch") geben, aber mit der Zeit wird die Geste ausreichen.
- Atmen Sie langsam aus, während Ihre Arme in einer kreisenden Bewegung nach unten gleiten und gleichzeitig die Vorderpfoten Ihres Vierbeiners unterstützen.
- Ihr Oberkörper neigt sich langsam nach unten, während Sie behutsam Ihren Hund vor sich ablegen.
- Entspannen Sie Ihren Oberkörper, während Ihr Hund vor Ihnen Platz einnimmt.
- Halten Sie diese Position und atmen Sie viermal tief ein und wieder aus.
- Bei der fünften Einatmung richten Sie sich langsam und mit aufrechtem Rücken wieder auf.

Wiederholen Sie diesen Ablauf vier weitere Male.

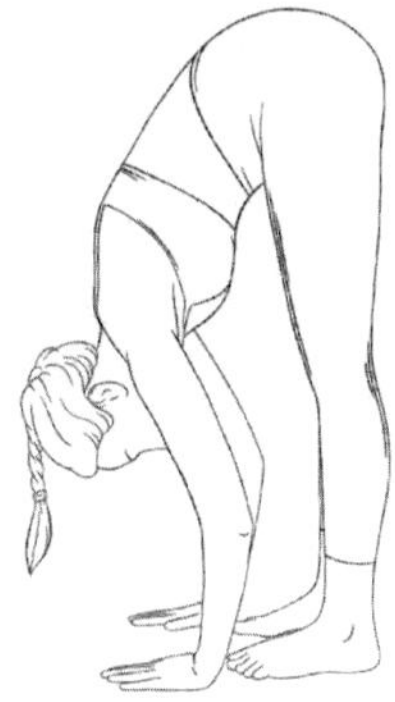

Die energetische Klopfmassage

Die energetische Klopfmassage fördert die Durchblutung, verbessert den Energiefluss und verleiht Ihnen und Ihrem Hund ein Gefühl von Wachheit und Frische.

Anleitung:

- Beginnen Sie die Übung, indem Sie eine Hand auf Ihren Bauch legen und mit der anderen Hand sanft von Kopf bis Fuß klopfen.
- Anschließend legen Sie eine Hand auf Ihren Hund und klopfen ihn ebenfalls sanft entlang seines Körpers mit der anderen Hand ab.

Wiederholen Sie die Übung insgesamt fünfmal.

Der Python-Griff

Die letzte Atemtechnik zur Atemsynchronisation widmet sich ausschließlich der Entspannung Ihres Hundes. Diese Massage kann Blockaden lösen, Ihren Vierbeiner erden und gleichzeitig seine Meridiane (Leitbahnen, die den Körper durchziehen) stimulieren. Gleichzeitig bietet der Python-Griff die Möglichkeit, Ihre Achtsamkeit zu schärfen.

Anleitung:

- Nehmen Sie eine entspannte Sitzposition vor Ihrem am Boden liegenden Hund ein.
- Beginnen Sie die Übung mit tiefen Atemzügen in Ihren Bauch.
- Greifen Sie nun sanft nach der rechten Vorderpfote Ihres Hundes, beginnend nahe seiner Schulter. Erzeugen Sie einen leichten Druck beim Einatmen und lassen Sie beim Ausatmen los.
- Fahren Sie langsam fort, Ihre Hand nach unten gleiten zu lassen, und wiederholen Sie diesen Vorgang für die anderen drei Pfoten.
- Streicheln Sie abschließend sanft vom Kopf bis zum Schwanz, um den gesamten Körper Ihres Hundes zu verwöhnen.

Impulskontrolle im Hundeyoga

WARUM IMPULSKONTROLLE WICHTIG IST

Impulskontrolle ist in zahlreichen Lebensbereichen von entscheidender Bedeutung und wird besonders im Alltag relevant, wenn es darum geht, unangenehme oder negativ konnotierte Aufgaben zu bewältigen.

Definition: Impulskontrolle
Der Begriff Impulskontrolle beschreibt die Fähigkeit, bestimmte Reize, die Impulse für Handlungen auslösen könnten, bewusst zu regulieren oder zu unterdrücken. Ein Impuls kann dabei ein innerer Antrieb oder eine Reaktion auf äußere Reize sein. Personen, die schnell auf solche Impulse reagieren, handeln also impulsiv, wobei diese Reaktionen spontan und ohne Berücksichtigung möglicher Konsequenzen erfolgen.

Impulskontrolle bedeutet also, trotz des vorhandenen Impulses bewusst nicht zu handeln. Eine Person mit einer starken Impulskontrolle hat zum Beispiel gelernt, spontane und unüberlegte Reaktionen und Entscheidungen zu vermeiden, die potentiell negative Konsequenzen nach sich ziehen könnten. Eine gut ausgeprägte Impulskontrolle befähigt uns, rationale und durchdachtere Handlungen zu entwickeln, die auf langfristige Ziele ausgelegt sind. Anstatt unmittelbaren Befriedigungen von Wünschen oder Bedürfnissen nachzugeben, fördert eine solide Impulskontrolle eine effektivere Problemlösung und verbessert damit einhergehend auch die Qualität unserer Entscheidungsfindung.

Grundsätzlich beschreibt der Begriff Impulskontrolle die Fähigkeit, spontanen Reizen, Trieben oder unmittelbaren Bedürfnissen zu widerstehen und sowohl die eigenen Emotionen als auch Reaktionen bewusst zu steuern und zu kontrollieren. Diese Fähigkeit setzt eine gewollte und bewusste Kontrolle der eigenen Handlungen und Gefühle voraus, wobei Entscheidungen mit einem klaren und rationalen Verstand getroffen werden.

Eine geringe Impulskontrolle führt auf der anderen Seite oftmals dazu, dass Betroffene ihren Impulsen nur schwer widerstehen können. Sie sind nicht dazu in der Lage, ihre Bedürfnisse aufzuschieben, und reagieren stattdessen sofort, äußern ihre Gedanken unmittelbar oder handeln impulsiv, ohne im Vorfeld darüber nachzudenken.

Eine gut ausgeprägte Impulskontrolle ist jedoch nicht nur für uns Menschen von grundlegender Bedeutung, sondern auch für Hunde eine wesentliche Fähigkeit. Hunde erleben ihre Umgebung auf ihre ganz eigene Art und

Weise und sind schon bei einem gewöhnlichen Spaziergang von vielen verschiedenen Eindrücken umgeben. Wenn Hunde in der Vergangenheit nicht gelernt haben, ihre Impulse zu kontrollieren, kann das für ihre menschlichen Begleiter ziemlich anstrengend sein. Wenn sie andersherum jedoch in der Lage sind, ihre Impulse zu beherrschen und auf bestimmte Reize nicht sofort zu reagieren (zum Beispiel durch lautes Gebell), zeigen sie ein antrainiertes Verhalten, indem sie dem Reiz nicht nachgehen.

Impulskontrolle bei Hunden bedeutet, dass Ihr Hund lernt, seine Emotionen und Handlungen zu kontrollieren und zu regulieren und seinen innerlichen Antrieb zu beherrschen. Vierbeiner mit einer guten Impulskontrolle können zum Beispiel geduldig vor ihrem gefüllten Futternapf sitzen und warten, bis sie fressen dürfen. Impulskontrolle zeigt sich ebenso, wenn Ihr Hund im Sitz oder Platz verharrt, während Sie ihm einen Ball oder ein Spielzeug zuwerfen.

Die Impulskontrolle bei Hunden verhindert unerwünschtes Jagen, Beißen oder Bellen. Ein Hund mit guter Impulskontrolle bleibt selbst in reizvollen Situationen ruhig und gelassen und lässt sich nicht ablenken – weder von Radfahrern, Postboten oder Joggern noch von anderen Hunden, fremden Menschen, Wildtieren, vermeintlichem Futter oder verschiedenen Geräuschen und Gerüchen.

Ein Hund ohne Impulskontrolle würde seinem Drang jedoch nachgehen und dem Jogger hinterherrennen, dem Hasen nachjagen oder die Grillreste im Park fressen. Im Gegensatz dazu widersteht ein Hund mit Impulskontrolle diesem Drang und ersetzt ihn durch das erlernte Verhalten. Er bleibt bei seinem Besitzer, folgt ihm brav an der Leine, setzt oder legt sich neben ihn und reagiert auf Pfiffe und Rückrufe.

Die Vorteile einer gut entwickelten Impulskontrolle sind also vielfältig und liegen auf der Hand. Auf der einen Seite zeigen Hunde mit guter Impulskontrolle weniger problematische Verhaltensweisen und reagieren besser. Sie vermeiden das Anspringen von Menschen, stürzen sich nicht übermäßig auf Futter und halten sich zurück, wenn sie aufgeregt sind, anstatt wild umherzurennen. Auf der anderen Seite geht eine gut ausgeprägte Impulskontrolle mit erhöhter Sicherheit einher und kann zum Beispiel verhindern, dass Ihr Vierbeiner auf die Straße läuft, um einem Ball nachzujagen, und somit potentielle Gefahrensituationen minimieren.

In der Regel legt das Impulskontrolltraining die Grundlage für weitere Übungseinheiten im Hundetraining, wie zum Beispiel den zuverlässigen Rückruf, die Kontrolle des Jagdverhaltens und das geduldige Warten. Hunde, die gelernt haben, ihre Impulse zu beherrschen, lernen leichter neue Kommandos und zeigen eine bessere Reaktion auf Trainingseinheiten.

Darüber hinaus führt eine gute Impulskontrolle zu einem glücklicheren Hund und einem harmonischeren Zusammenleben. Hunde lernen, mit Frustration und Stress umzugehen, und passen sich besser an ihre Umgebung an.

Außerdem sind Hunde, die ihre Impulse beherrschen können, in jeder Situation kontrollierbar und reagieren auf jede Aufforderung verlässlich – selbst in herausfordernden Situationen. Kontrollierte Impulse ermöglichen Hunden sogar, ruhiger und gelassener auf andere Hunde zu reagieren. Sie lernen, dass es nicht notwendig ist, sofort auf andere Hunde zuzugehen, was für ein sicheres und entspannteres Umfeld für alle Vierbeiner sorgt und Konflikte vermeidet.

Letztendlich ist eine gute Impulskontrolle auch im Hundeyoga für Mensch und Hund von großer Bedeutung. Einerseits bietet Ihnen eine gute Impulskontrolle die Möglichkeit, klar mit Ihrem Vierbeiner zu kommunizieren. Wenn Sie in der Lage sind, Ihre eigenen Impulse zu kontrollieren, können Sie auch Ihrem Hund klare Anweisungen und präzise Anleitungen geben und somit maßgeblich zu einer erfolgreichen Ausführung der Asanas und Pranayamas beitragen.

Andererseits ermöglicht eine solide Impulskontrolle Ihrem Hund das Einnehmen und Halten unterschiedlicher Positionen, ohne dabei impulsiv auf Ablenkungen zu reagieren. Diese Kontrolle seiner Impulse unterstützt Ihren Vierbeiner dabei, Ihren Anweisungen aufmerksam zu folgen und sich ruhig und konzentriert auf die Übungen zu konzentrieren.

Eine ausgeprägte Impulskontrolle schafft damit in der Summe also eine ruhige und harmonische Atmosphäre während des Dogas und fördert somit nicht nur die Effektivität der Übungen, sondern trägt auch dazu bei, die Bindung und das Vertrauen zwischen Ihnen und Ihrem Hund zu vertiefen.

Impulskontrollübungen für den Hund

Grundsätzlich kann jeder Vierbeiner lernen, seine Impulse zu kontrollieren, jedoch fällt es einigen Hunden leichter als anderen, an ihrer Impulskontrolle zu arbeiten. Die Fähigkeit zur Impulskontrolle ist dabei jedoch nicht in erster Linie von der Rasse eines Hundes abhängig, sondern eher von den individuellen Eigenschaften, der Erziehung und dem Training des Vierbeiners. Aufgrund ihrer Eigenschaften, wie beispielsweise Intelligenz, Lernbereitschaft und Arbeitswillen, kann die Impulskontrolle einiger Rassen allerdings schneller trainiert werden, während andere Rassen womöglich mehr Zeit und Geduld benötigen.

Tendenziell können Rassen wie der Australian Shepherd, der Border Collie, der Labrador Retriever und der Pudel schneller lernen, ihre Impulse zu beherrschen, da diese oftmals als lernbegierig und intelligent gelten. Im Gegensatz dazu sind beispielsweise Hütehunde stark auf optische Reize fixiert und haben in der Regel Schwierigkeiten, ihren Impulsen zu widerstehen.

Das Training der Impulskontrolle kann bereits im frühen Welpenalter begonnen werden. Ein junger Hund kann zum Beispiel lernen, nicht sofort das Futter am Boden zu fressen. Außerdem können Sie mit ihm üben, wie entspannte Begegnungen mit anderen Hunden aussehen können. Selbst ältere Hunde können an ihrer Selbstbeherrschung arbeiten, da es nie zu spät ist, zu lernen, Emotionen und Reaktionen zu kontrollieren.

Beim Training der Impulskontrolle geht es nicht primär um die Konditionierung (Erlernen eines bestimmten Reiz-Reaktions-Musters) von spezifischen Kommandos oder Tricks, sondern vielmehr darum, Ihrem Hund ein grundlegendes Prinzip zu vermitteln. Er soll lernen, sich im Alltag an Ihnen zu orientieren und seinen Impulsen in reizvollen Situationen nicht unmittelbar nachzugeben. Nichtsdestotrotz kann es durchaus vorkommen, dass Ihr Hund beispielsweise seine Impulse vor seinem Futternapf bereits sehr gut kontrollieren kann, dafür aber beim Ballspiel Schwierigkeiten hat, seinen Impulsen zu widerstehen. Ähnlich wie jeder Hund individuell ist und jede Rasse ihre Stärken und Schwächen hat, erfordert auch jede Situation unterschiedliche Maßnahmen und möglicherweise auch unterschiedliche Grade an Selbstbeherrschung – abhängig vom individuellen Verhalten und Charakter des Hundes.

Im Folgenden finden Sie daher fünf einfache, aber sehr effektive Übungen, die Sie mit Ihrem Vierbeiner durchführen können, um seine Impulskontrolle zu trainieren. Vor dem Training ist es hilfreich, mit Ihrem Hund einen kurzen Spaziergang zu machen, damit er sich lösen und ein wenig Energie abbauen kann. Idealerweise beginnen Sie das Training anschließend in einer reizarmen Umgebung.

Kommando: „Bleib!"

Sitz- und Bleib-Übungen sind die Grundlage eines erfolgreichen Impulskontrolltrainings bei Hunden und sollten deshalb in den unterschiedlichsten Situationen geübt werden. Die Zurückhaltung des Hundes sollte anschließend mit vielen Leckerlis belohnt werden.

- Beginnen Sie die Übung, indem Sie Ihren Hund durch ein Signal in eine gewünschte Position wie „Sitz", „Platz" oder „Steh" bringen.
- Ergänzen Sie dieses Signal mit dem verbalen Kommando „Bleib" und einer Handgeste, beispielsweise einer nach oben gerichteten, offenen und flachen Handfläche als Sichtsignal.

Wenn Ihr Hund auch nur eine Sekunde in der gewünschten Position geblieben ist, belohnen Sie ihn sofort mit einem Futterstück. Die Grundidee der Impulskontrolle besteht nämlich darin, dem Hund beizubringen, dass sich das Warten lohnt.

Nachdem Sie Ihren Hund für die Übung belohnt haben, ist es wichtig, ihm mitzuteilen, was als Nächstes passieren wird, da die Übung aus lerntheoretischer Sicht ansonsten beendet wäre. Das bedeutet, dass nach der Belohnung erneut ein „Bleib"-Signal gegeben oder die Übung mit einem Auflösungskommando wie „Fertig" beendet werden muss. Warten Sie also damit, in Ihre

Tasche zu greifen, um ein Leckerli herauszunehmen, bis Sie wieder bei Ihrem Vierbeiner sind. Hunde merken sofort, ob sie ein Futterstück als Belohnung bekommen, und könnten im schlechtesten Fall erkennen, dass es sich um eine Trainingssituation handelt, was die Übertragung des Gelernten in den Alltag erschweren kann.

Veränderung der Distanzen: Sobald Ihr Hund einige Sekunden mühelos in der „Bleib"-Position verweilen kann, ist es an der Zeit, die Entfernung schrittweise zu vergrößern. Zu Beginn reicht dabei oftmals schon ein kleiner Schritt, um den Schwierigkeitsgrad der Übung zu steigern. Wenn Sie zu Ihrem Vierbeiner zurückkehren, sollten Sie auch diesen kleinen Fortschritt belohnen. Mit der Zeit können Sie die Distanz dann allmählich erhöhen. Es ist wichtig, die Übung in jedem Fall immer langsam zu steigern und die Übung so zu gestalten, dass keine Fehler auftreten. Sollte doch einmal etwas nicht klappen, bringen Sie Ihren Hund ruhig zurück in die Ausgangsposition und beginnen die Übung erneut.

Etablierung externer Reize: Wenn Ihr Hund bereits kleinere Ablenkungen, wie einen Sprung oder ein kurzes Abwenden, gelassen bewältigt, können Sie schrittweise externe Reize hinzufügen. Je nach Situation, die Sie trainieren möchten, könnte das beispielsweise ein fliegender Ball, ein verlockendes Stück Futter oder eine Begrüßungssituation sein. Die Essenz liegt darin, dass das Impulskontrolltraining immer diverse Situationen abdecken sollte und im Alltag in verschiedenen Kontexten wiederholt werden muss, um wirklich praxistauglich zu sein.

Wenn Sie zum Beispiel mit einem Ball beginnen, sollten Sie sich nach dem „Bleib"-Signal zunächst einige Schritte entfernen und den Ball auf der Ihrem Vierbeiner abgewandten Körperseite platzieren oder diese Bewegung zumindest ansatzweise andeuten. Ziel ist es, dass Ihr Hund trotz der Verlockung standhaft bleibt und danach für sein Bleiben belohnt wird. Wenn der Ball platziert ist, kehren Sie zu Ihrem Hund zurück, ohne diesen zum Ball hinzuschicken und dadurch seine angespannte Erwartungshaltung nicht noch mehr zu verstärken. Erst wenn das „Bleib" wirklich gut sitzt, können Sie Ihren Hund zum Apport (Herbeischaffen) schicken.

Erhöhung des Schwierigkeitsgrades: Steigern Sie den Schwierigkeitsgrad der Übung sukzessiv und beginnen Sie damit, den Ball zunächst aus knöchelhoher Distanz fallen zu lassen, dann kniehoch, anschließend hüfthoch und schließlich werfen Sie ihn auch mal einige Meter weiter. Vergessen Sie nicht, Ihren Hund nach wie vor für das Bleiben mit einem Futterstück zu belohnen. Erst wenn das „Bleib" wieder richtig gut klappt, können Sie mit einer sogenannten intermittierenden Verstärkung beginnen. Dabei wird Ihr Hund in unregelmäßigen Intervallen mit Futter belohnt, sodass er nie genau weiß, wann es eine Belohnung gibt. Diese Art der Verstärkung ist wichtig, um das Training immer praxisnaher zu gestalten.

Übertragbarkeit: Sie können dieselbe Vorgehensweise auch bei anderen Ablenkungen anwenden, beispielsweise beim Verlassen des Hauses, in Begrüßungssituationen oder bei vorbeifahrenden Fahrrädern. Beginnen Sie dafür mit einer sehr geringen Intensität des Reizes, also vielleicht in größerer Entfernung oder leiser Lautstärke, und steigern Sie dies allmählich bis hin zur realen Situation. Allerdings ist es nicht gleich notwendig, von Beginn an echte Personen in die Übungssituationen einzubeziehen, und so kann zum Beispiel das Training, auf der Decke zu bleiben, wenn Besuch kommt, zunächst mit verschiedenen anderen Signalreizen geübt werden. Oftmals reicht es aus, ein „Hallo“ an der Tür zu sagen, leise an die Wand zu klopfen oder die Gegensprechanlage zu benutzen, um die Übungen für Ihren Vierbeiner realistischer zu gestalten.

Grundsätzlich sind Geduld und Ruhe die Schlüsselqualitäten, die Sie beim Impulskontrolltraining mit Ihrem Hund mitbringen sollten. Hektik oder übermäßiger Eifer sind in diesem Training fehl am Platz. Üben Sie also schrittweise in verschiedenen Situationen und gönnen Sie sich ausreichend Pausen. Weder wir Menschen noch unsere treuen vierbeinigen Freunde werden über Nacht zu Meistern.

Die Futterhand

Ziel der Übung „Die Futterhand“ ist es, Ihrem Hund beizubringen, ruhig und geduldig auf sein Leckerli zu warten, ohne dabei aufdringlich zu sein oder seinen Impulsen nachzugeben.

- Platzieren Sie ein Leckerli in Ihrer offenen Hand und präsentieren Sie dieses Ihrem Hund.
- Sobald er näherkommt oder versucht, es zu schnappen, schließen Sie Ihre Hand, bevor Sie sie nach einigen Sekunden wieder öffnen.
- Wiederholen Sie diesen Vorgang mehrmals, um ihm das Prinzip der Übung zu verdeutlichen.

Ihr Hund wird möglicherweise verschiedene Strategien ausprobieren und zum Beispiel an Ihrer Hand schnüffeln oder kratzen. Je aufdringlicher sein Verhalten dabei wird, umso eher müssen Sie Ihre Hand geschlossen halten. Mit der Zeit wird Ihr Hund lernen, geduldig zu warten, selbst wenn Ihre Hand geöffnet ist. Sobald er ruhig abwartet (auch bei geöffneter Hand), können Sie ihm das Leckerli aktiv anbieten und zum Beispiel das Kommando „Nimm“ sagen. Ihr Hund lernt: Geduldiges Warten wird belohnt.

Lenkung durch Fußarbeit

Impulskontrolle bei Hunden bedeutet nicht einzig und allein nur, in einer statischen Position zu warten. Vielmehr geht es darum, nicht automatisch jedem verlockenden Reiz zu folgen.

- Beherrscht Ihr Hund das Signal „Fuß", können Sie ihm mit dem Befehl „Bleib" ein Leckerli oder einen Gegenstand sichtbar auswerfen und dann einige Schritte in eine andere Richtung gehen, ihn dabei aber leinenführig mitnehmen.
- Erst wenn Ihr Vierbeiner entspannt neben Ihnen geht, dürfen Sie ihn zu dem Gegenstand oder dem Leckerli schicken.

Mit der Zeit können Sie die Schwierigkeit dieser Übung steigern, indem Sie in die Richtung des Zielobjekts laufen, während Ihr Hund Ihnen folgt.

Die Reizangel

Die Verwendung einer sogenannten Reizangel als bewegte Ablenkung ist für Hunde eine anspruchsvolle Übung. Bei einer Reizangel wird das Objekt der Begierde, zum Beispiel ein Futterstück oder ein Stück Fell, an einem Ende einer Schnur befestigt und dann in Bewegung gebracht. Voraussetzung hierfür ist ein solides Verständnis für das „Bleib"-Signal seitens Ihres Vierbeiners.

- Platzieren Sie ein beliebiges Objekt am Ende Ihrer Reizangel und bewegen Sie die Angel so in kreisenden Bewegungen über oder vor dem Kopf Ihres Hundes, dass das Objekt für den Hund sichtbar ist.

Ziel dieser Übung ist es natürlich, dass Ihr Hund dem Objekt nicht nachjagt und stattdessen ruhig bleibt. Belohnen Sie Ihren Hund bei den ersten Übungsversuchen schon nach wenigen Sekunden ruhigen Verhaltens und vergrößern Sie die Kreisbewegungen der Reizangel im Verlauf des Trainings und gestalten Sie diese sukzessiv unvorhersehbarer.

Das Ablenkungsdreieck

Selbstbeherrschung, Konzentration und Gehorsam sind drei wesentliche Schlüsselelemente jedes Impulskontrolltrainings und sollten deshalb unbedingt regelmäßig geübt werden.

- Bitten Sie Ihren Hund, sich entweder in die „Sitz"- oder die „Platz"-Position zu begeben.
- Entfernen Sie sich einige Schritte von Ihrem Hund und platzieren Sie rechts neben sich und Ihrem Vierbeiner einen Reiz, wie beispielsweise Futter oder ein Spielzeug, sodass Ihr Hund, der Reiz und Sie ein Dreieck bilden.
- Beginnen Sie nun, den Abstand zu ihm allmählich zu vergrößern.
- Rufen Sie dann Ihren Hund zu sich, sodass er an der ausgelegten Ablenkung vorbeigehen muss, ohne diese zu berühren.
- Wenn Ihr Hund der Versuchung widerstehen konnte, belohnen Sie ihn und gehen gemeinsam zur Ablenkung. Abhängig von der Art der Ablenkung können Sie Ihrem Hund erlauben, damit zu spielen oder sie zu fressen.

Tipp:
Führen Sie die Übung zu Beginn mit weniger aufregenden Reizen durch, sodass Ihr Hund die Ablenkung leicht ignorieren kann. Planen Sie außerdem ausreichend Ruhepausen und Spielpausen für Ihren Hund ein, da es gar nicht so einfach ist, Reizen zu widerstehen.

Impulskontrollübungen für den Menschen

Impulskontrolle ist ähnlich wie bei Hunden auch bei Menschen trainierbar und es gibt eine Vielzahl unterschiedlicher Übungen, die helfen können, diese Fähigkeit zu verbessern. Obwohl es Zeit, Willenskraft und Einsatz erfordert, die Kontrolle über die eigenen inneren Impulse zu erlangen, lohnt sich das Training in jedem Fall. Eine gestärkte Impulskontrolle kann nämlich nicht nur dazu beitragen, Ihre Lebensqualität in verschiedenen Aspekten zu verbessern, sondern auch dabei helfen, dass Sie sich selbst besser verstehen und beherrschen können.

Die STOP-Regel

Im alltäglichen Leben neigen wir häufig dazu, unseren Impulsen nachzugehen und vorschnell zu handeln, anstatt einen Moment lang innezuhalten und unsere Optionen abzuwägen. Im Rückblick wünschen wir uns dann oftmals, dass wir ruhiger reagiert und eine andere Entscheidung getroffen hätten. Genau an dieser Stelle setzt die STOP-Regel an, die einem Time out beim Sport ähnelt: Sie legen eine kurze Pause ein, ordnen Ihre Gedanken, machen eine Momentaufnahme und gehen dann weiter. Ziel der STOP-Regel ist es, sich bewusst Zeit zum Nachdenken zu nehmen und zu erkennen, was wirklich wichtig ist, damit Sie anschließend bessere Entscheidungen treffen können, anstatt überstürzt zu handeln.

Anleitung:

Grundsätzlich besteht ein STOP immer aus vier Schritten, wobei die vier Buchstaben des Wortes jeweils einen Schritt repräsentieren.

- Schritt: S – Step back (Innehalten): Ein STOP beginnt immer damit, dass Sie sich innerlich zurücklehnen, tief durchatmen und sich gedanklich aus der gegenwärtigen Situation herausnehmen.
- Schritt: T – Think (Nachdenken): Im zweiten Schritt geht es darum, dass Sie sich selbst zuhören. Dabei ist es entscheidend, dass Sie sich selbst Fragen stellen: Was passiert in diesem Moment? Was steht an? Wie geht es mir physisch und psychisch? Was möchte ich wirklich? Was sind die potentiell positiven oder negativen Konsequenzen meines Handelns?
- Schritt: O – Organize your thoughts and options (Gedanken und Optionen sortieren und bedenken): Im Anschluss gilt es, Ihre Gedanken zu ordnen, Ihre Optionen abzuwägen und zu bedenken und einen Plan auszuarbeiten, wie es weitergehen soll. Dabei helfen Ihnen auch im dritten Schritt wieder einige Fragen: Habe ich meine Prioritäten immer noch richtig gesetzt? Was sollte ich tun? Was sollte ich bleiben lassen? Welche Alternativen bieten sich mir?
- Schritt: P – Proceed (Weitermachen): Der letzte Schritt zielt darauf ab, vom Denken ins Tun zu kommen. Wenn Sie sich ausreichend Zeit dafür genommen haben, zur Ruhe zu kommen, Klarheit im Kopf zu erlangen und Ihre nächsten Schritte zu überdenken, können Sie nun mit dem fortfahren, was Sie zwischenzeitlich unterbrochen haben.

Die Dauer jeden einzelnen STOPs hängt stark von Ihrer individuellen Situation ab. In einem Gespräch ist es vielleicht nicht möglich, einen STOP länger als 30 Sekunden andauern zu lassen, wohingegen Sie sich in anderen Situationen länger zurückziehen, Ihre Gedanken sortieren und Ihre eigenen Ziele überdenken können.

Seufzen

Das Geräusch des Seufzens hat im menschlichen Körper eine wichtige Doppelfunktion. Auf der einen Seite wird der Körper durch Seufzer mit mehr Sauerstoff versorgt. Auf der anderen Seite fördert das Seufzen mehr Entspannung und Gelassenheit und kann dazu beitragen, impulsive Handlungen zu verringern.

Anleitung:

- Schließen Sie zunächst Ihre Augen.
- Atmen Sie ein und heben Sie dabei bewusst Ihre Schultern an.
- Atmen Sie aus, lassen Sie Ihre Schultern wieder sanft sinken und seufzen Sie dabei tief.

Wiederholen Sie die Übung einige Male und genießen Sie das nachklingende Gefühl des tiefen Seufzens.

Die Schmetterlingsumarmung

Bei der Schmetterlingsumarmung, die auch als Selbstumarmung bekannt ist, umarmen Sie sich selbst. Diese Art der Selbstberührung wirkt beruhigend und emotional stabilisierend, weshalb sie auch bei Trauma-Stabilisierungsübungen Anwendung findet. Natürlich können Sie auch eine Ihnen vertraute Person bitten, Sie zu umarmen, doch wenn Sie gerade niemanden haben, können Sie sich mit der Schmetterlingsumarmung auch selbst helfen.

Anleitung:

- Platzieren Sie Ihre Hände kreuzweise auf Ihrer Brust. Ihre linke Hand liegt dabei mit der flachen Handfläche auf Ihrer rechten Brust und Ihre rechte Hand auf Ihrer linken Brust. Alternativ können Sie Ihre Hände auch kreuzweise auf Ihre Oberarme oder Schultern legen – ganz nach Ihrem Empfinden.

> **Tipp:**
> Zusätzlich können Sie die Schmetterlingsumarmung auch mit sanften Massagen oder Streicheleinheiten ergänzen, um die beruhigende Wirkung dieser Methode zur Emotions- und Impulsregulation zu verstärken.

Die Bienenatmung

Die Bienenatmung, auch bekannt als Brahmari Pranayama, wurde nach einer indischen Bienenart benannt und ist eine wunderbare Atemtechnik, die durch das Imitieren des Summens einer Biene dazu dient, den Geist zu beruhigen und auszugleichen. Sie hilft dabei, zur Ruhe zu kommen, einen klaren Kopf zu bekommen, Ärger und Wut zu mildern, Ängste, Anspannung und Blockaden zu lösen und impulsiven Reaktionen entgegenzuwirken.

Anleitung:

- Setzen Sie sich bequem hin, schließen Sie Ihre Augen und lassen Sie die Mundwinkel leicht nach oben zeigen. Stellen Sie dabei sicher, Ihren Mund während der gesamten Übung geschlossen zu halten.
- Legen Sie Ihre Zeigefinger sanft auf beide Ohrknorpel und verschließen Sie so beide Ohren.
- Atmen Sie tief durch die Nase ein und produzieren Sie beim Ausatmen ein summendes Geräusch.

Wiederholen Sie die Bienenatmung insgesamt acht Atemzüge.

Wenn gewünscht, können Sie das Bienensummen auch ohne das Verschließen Ihrer Ohren praktizieren. Die Wirkung der Atemübung entfaltet sich jedoch besser, wenn Sie den summenden Klang in Ihrem Kopf vibrieren lassen.

Aktivierung der Sinne

Achtsamkeitsübungen sind ein wichtiger Bestandteil des Impulskontrolltrainings, da sie darauf abzielen, bewusster zu leben und sich auf das Hier und Jetzt zu konzentrieren. Damit fungieren Achtsamkeitsübungen als natürliches Gegengift gegen Hektik, Stress, Zerstreuung und impulsive Handlungen im täglichen Leben.

Um Achtsamkeit in Ihrem Leben zu kultivieren, ist es wichtig, Ihre Sinne zu schulen und diese bewusst zu aktivieren. Bei der Übung „Aktivierung der Sinne" aktivieren Sie alle fünf Sinne – Sehen, Hören, Riechen, Fühlen und Schmecken – Schritt für Schritt, um in herausfordernden Situationen im Alltag besser entspannen und einen klaren Geist bekommen zu können.

Anleitung:

- **Sehen:** Welche visuellen Eindrücke nehmen Sie gerade wahr?

Betrachten Sie bewusst Ihre Umgebung und nehmen Sie jedes Detail wahr, dem Sie normalerweise weniger Beachtung schenken. Verinnerlichen Sie jeden einzelnen Aspekt Ihrer Umgebung.

- **Hören:** Welche Geräusche nehmen Sie aktuell wahr?

Lauschen Sie den Geräuschen in Ihrer Umgebung. Sind diese laut oder leise? Hören Sie vertraute Geräusche, die Ihnen normalerweise entgehen? Hören Sie das versteckte Ticken einer Uhr im Hintergrund oder das Summen einer Hummel, die gerade über das grüne Gras fliegt? In der Regel tendieren wir dazu, Geräusche, die uns vertraut sind, nach einer bestimmten Zeit auszublenden. Versuchen Sie, diesen Geräuschen nun Aufmerksamkeit zu schenken.

- **Riechen:** Welche Gerüche nehmen Sie wahr?

Achten Sie bewusst auf die Gerüche in Ihrer Umgebung. Wie riechen sie? Sind die Gerüche vertraut oder nehmen Sie einen Geruch wahr, der Ihnen bislang unbekannt war?

- **Fühlen:** Welche taktile Wahrnehmung haben Sie?

Spüren Sie bewusst die Berührung auf Ihrer Haut – sei es von Ihrer Kleidung oder einem Gegenstand. Wie fühlt es sich an? Sind die Textilien bzw. Oberflächen rau oder sanft? Sind sie schwer oder leicht?

- **Schmecken:** Welchen Geschmack nehmen Sie wahr?

Es ist nicht notwendig, etwas zu essen, um den Geschmack in Ihrem Mund wahrzunehmen. Es kann ein verbliebener Geschmack sein, den Sie noch schmecken können, wie zum Beispiel ein Kaffee oder ein Kaugummi.

Frustrationstoleranz entwickeln

Die Bedeutung der Frustrationstoleranz

Frustrationstoleranz ist eine Persönlichkeitseigenschaft, die beschreibt, wie gut eine Person mit frustrierenden Situationen umgehen kann, wenn sie ein angestrebtes Ziel verfolgt. Darin eingeschlossen sind auch die psychischen Belastungen und Spannungen, die aus Benachteiligungen, äußeren Rückschlägen oder unerfüllten Erwartungen (äußere Frustration) resultieren, sowie die Nichtbefriedigung von Triebwünschen oder eigenen Erwartungshaltungen (innere Frustration). Die Frustrationstoleranz zielt darauf ab, diese Belastungen zu ertragen und mit ihnen über einen längeren Zeitraum konstruktiv umzugehen, ohne dabei die objektiven Faktoren der Situation zu verzerren.

Ein Hund mit einer gut ausgeprägten Frustrationstoleranz zeigt sich beim Warten auf Futter geduldig und bleibt ganz ruhig und entspannt. Auf Veränderungen in seiner Umgebung reagiert er positiv und bleibt neugierig, anstatt mit Frust oder mit Aggression zu reagieren. Ein Hund mit einer schlecht ausgeprägten Frustrationstoleranz neigt hingegen dazu, bei Hindernissen oder Verzögerungen schnell aufgeregt zu werden und mit aggressivem Verhalten zu reagieren. Dies kann sich durch übermäßiges Jammern, Bellen, Schnappen oder Knurren äußern, insbesondere wenn er nicht das bekommt, was er will.

Der Begriff **Frustrationstoleranz** umschreibt die individuelle Fähigkeit einer Person, mit Rückschlägen umzugehen, Frustrationen zu ertragen und in schwierigen Situationen nicht direkt aufzugeben. Diese Fähigkeit kann erlernt werden, ist jedoch von einigen Veranlagungen (z. B. Temperament, Genetik, soziale Prägung) abhängig.

Beispiel: Menschen mit einer hohen Frustrationstoleranz können sich langfristig auf ihre Ziele konzentrieren und sind in der Lage, Rückschläge wegzustecken und durch schwere Phasen hindurch zu arbeiten, ohne sich davon zu sehr beeinflussen zu lassen.

Menschen mit einer niedrigen Frustrationstoleranz können hingegen schnell ungeduldig und impulsiv reagieren, wenn Dinge nicht nach ihren Vorstellungen verlaufen, und sogar emotionale Ausbrüche haben.

Menschen, die eine geringe Frustrationstoleranz haben, tendieren dazu, Aufgaben schnell abzubrechen, wenn diese nicht den Erwartungen entsprechen oder sie nicht so schnell gelingen wie erhofft. Sie fühlen sich regelmäßig überfordert und haben oftmals das Gefühl, sie werden vom Schicksal ungerecht behandelt, was zu Ärger, Entmutigung oder Depression führen kann.

Personen mit geringer Frustrationstoleranz haben deshalb oft Schwierigkeiten im Leben, da sie Niederlagen nur schwer verkraften und dadurch die Motivation für neue Herausforderungen verlieren können. Sie neigen dazu, schnell deprimiert, wütend oder resigniert zu reagieren, werfen rasch das Handtuch und geben auf. In vielen Fällen kann ihre andauernde Überforderung auf unrealistische Erwartungen und zu hoch gesteckte Ambitionen oder Ziele zurückgeführt werden – sei es im beruflichen Umfeld oder im Privatleben.

Im Gegensatz dazu warten Menschen mit einer hohen Frustrationstoleranz geduldig auf das Erreichen ihrer Ziele, auch wenn sie nur kleine Fortschritte machen. Eine hohe Frustrationstoleranz zeichnet sich demnach durch einen langfristigen Umgang mit Hindernissen aus. Individuen mit dieser Persönlichkeitseigenschaft geben nicht leicht auf und betrachten Rückschläge als Gelegenheit zum Lernen.

Ähnlich wie bei der Impulskontrolle ist eine gut entwickelte Frustrationstoleranz nicht nur für uns Menschen wichtig, sondern auch für unsere vierbeinigen Freunde bedeutend, weil sie ihnen hilft, in schwierigen oder stressigen Situationen Ruhe zu bewahren und angemessen zu reagieren. Hunde mit einer gut ausgeprägten Frustrationstoleranz können besser mit frustrierenden Momenten umgehen – sei es in verschiedenen Umgebungen mit Ablenkungen oder Reizen oder beim Training, wenn sie auf eine Belohnung warten.

Beispiel:
in Hund mit einer gut ausgeprägten Frustrationstoleranz ist in der Lage, Ruhe zu bewahren, wenn er eine Belohnung erwartet. Wird er in seinen Aktivitäten unterbrochen, fällt es ihm außerdem leichter, ohne Unruhe aufzuhören und sich auf etwas Neues zu konzentrieren.

In der Regel sind Hunde mit einer hohen Frustrationstoleranz auch besser in der Lage, ihre Impulse zu kontrollieren, weshalb die Begriffe Frustrationstoleranz und Impulskontrolle im Zusammenhang mit Hunden häufig im selben Atemzug genannt werden. Während sich Impulskontrolle bei Hunden jedoch auf ihre Fähigkeit bezieht, impulsive Handlungen zu kontrollieren und bewusste Entscheidungen zu treffen, beschreibt Frustrationstoleranz die Fähigkeit, mit enttäuschenden, schwierigen oder frustrierenden Situationen umzugehen, ohne dabei übermäßig emotional oder impulsiv zu handeln.

Darüber hinaus trägt eine hohe Frustrationstoleranz beim Hund zur Vertiefung der Bindung zwischen Halter und Vierbeiner bei, da der Hund kooperativer und geduldiger wird, was auch das gemeinsame Hundeyoga-Erlebnis positiv beeinflussen kann. Eine hohe Frustrationstoleranz ermöglicht es dem Vierbeiner, während der Yogaübungen geduldig zu bleiben, sich besser zu konzentrieren, Ruhe zu bewahren und die Bewegungen möglicherweise sogar schneller zu erlernen, da er weniger abgelenkt oder frustriert ist.

Beispiel:
Ein Hund mit einer gut ausgeprägten Frustrationstoleranz reagiert geduldiger auf die Handlungen seines Halters, selbst wenn nicht immer alles direkt nach seinen Wünschen verläuft. Er weiß, dass für sein Wohlbefinden gesorgt ist, auch wenn ihn nicht immer sofort eine Belohnung erwartet. Im Gegensatz dazu neigt ein Hund mit einer schlechten Frustrationstoleranz in stressigen Situationen zu Frust, was zu Unbehagen und Spannungen in der Beziehung zwischen Halter und Vierbeiner führen kann.

Auf der anderen Seite können Hunde mit einer schlecht ausgeprägten Frustrationstoleranz dazu neigen, frustriertes Verhalten in Form von Aggressionen zum Ausdruck zu bringen, übermäßig zu jaulen oder zu bellen und ungeduldig und womöglich auch ungehorsam zu werden, wenn sie nicht sofort das bekommen, was sie möchten. Außerdem haben sie häufig Schwierigkeiten damit, Ruhe zu bewahren, selbst dann, wenn die Situation, die ihren Frust ausgelöst hat, bereits vorüber ist.

Beispiel:
Darf ein Hund nicht länger mit anderen Hunden im Park spielen, kann er darauf womöglich mit aggressivem Verhalten reagieren.

Grundsätzlich sind die Situationen, die bei Ihrem Hund Frustration auslösen können, individuell und variieren von Vierbeiner zu Vierbeiner stark. Es gibt jedoch verschiedene wiederkehrende Faktoren, die immer wieder Frust auslösen können:

- unerfüllte Bedürfnisse (Mangel an Nahrung, Wasser, Bewegung, sozialer Interaktion),
- mangelnde Stimulation (Mangel an Spielzeug und Aktivitäten),
- unklare Erwartungen (durch widersprüchliche Anweisungen und unklare Signale),
- mangelnde Sozialisierung,
- Überforderung,
- fehlende Rückmeldung,
- Einschränkungen der Bewegungsfreiheit,
- schlechtes Training,
- körperliche Beschwerden oder
- Trennungsangst.

Genauso individuell wie die Frustrationspunkte selbst sind dabei die Verhaltensweisen, durch die Ihr Hund seinen Frust zum Ausdruck bringt. Das bedeutet jedoch nicht, dass Ihr Hund auf unterschiedliche Situationen mit der gleichen Reaktion antwortet, da er unterschiedliche Reaktionen auch vermischen kann. Einige Verhaltensweisen, die auf Frustration bei Hunden hindeuten können, sind:

- Bellen oder Knurren,
- Jammern oder Winseln,
- aufgeregtes Verhalten (Unruhe, Springen, Zappeln),
- zerstörerisches Verhalten (Zerreißen von Gegenständen, Graben im Garten),
- zwanghaftes Verhalten (exzessives Lecken, obsessives Kratzen),
- leises Verhalten,
- Suche nach Aufmerksamkeit,
- Vermeidungsverhalten,
- Unruhe oder Zähneknirschen oder
- hochgestellte Körperhaare und allgemeine Körpersprache.

Frustrationstoleranzübungen für den Hund

Ob Ihr Hund eine ausgeprägte Frustrationstoleranz hat, hängt von verschiedenen Faktoren ab. So spielt zum Beispiel das Umfeld, in dem ein Welpe aufwächst, eine bedeutende Rolle. Die Mutterhündin und andere Hunde im Haushalt können dem jungen Hund viel über Gelassenheit vermitteln, wenn sie selbst entspannt sind. Später beeinflussen außerdem auch Sie als Hundebesitzer die Frustrationstoleranz Ihres Vierbeiners maßgeblich, da Sie bestimmte Verhaltensmuster Ihres Hundes unbewusst verstärken, was zu bestimmten Erwartungshaltungen führen kann. Wenn diese Erwartungen dann unerfüllt bleiben, kann Frustration vorprogrammiert sein. Der Hund könnte zum Beispiel an der Leine ziehen, um schneller voranzukommen oder weil er neue und interessante Dinge erkunden möchte. Wenn der Halter dem Ziehen des Hundes nun nachgibt und seinem Vierbeiner somit erlaubt, durch das Ziehen schneller vorwärtszukommen, wird dies sein Verhalten nur verstärken.

Darüber hinaus ist auch die Rasse ein entscheidender Faktor. Hütehunde – wie der Australian Shepherd, der Border Collie und viele andere Terrierrassen – benötigen im Vergleich zu entspannteren Rassen, wie dem Malteser oder dem Labradoodle, oft mehr Unterstützung bei der Frustrationstoleranz. Dennoch gibt es auch innerhalb dieser Rassen sowohl Individuen mit einer natürlicheren Gelassenheit als auch sonst eher ruhigere Hunde, die Schwierigkeiten mit ihrer Frustrationstoleranz haben.

Grundsätzlich bildet sich die Frustrationstoleranz aus dem Erleben von Enttäuschungen, Niederlagen oder nicht erfüllten Erwartungen heraus, da eine Frustrationstoleranz nur dort entstehen kann, wo Frust auch vorhanden ist. Damit Ihr Hund Frustration besser bewältigen kann, muss er so früh wie möglich lernen, dass es Situationen gibt, in denen er mit etwas Unangenehmem umgehen muss. Dabei muss er die Erfahrung sammeln, dass Enttäuschungen Teil des Lebens sind und dass dieses Gefühl nicht für immer bleibt, sondern auch wieder vorübergeht. Nur durch solche Erfahrungen kann er überhaupt lernen, mit Frustration umzugehen, und eine Frustrationstoleranz entwickeln.

Um die Frustrationstoleranz Ihres Hundes zu trainieren, finden Sie im Folgenden einige geeignete Übungen. Darüber hinaus gibt es aber auch noch einige allgemeine Tipps, die dabei helfen können, Ihrem Hund den Umgang mit Frustration beizubringen:

- Belohnung von positivem Verhalten durch Leckerlis, Lob oder Streicheleinheiten,
- ausreichend körperliche Bewegung und geistige Stimulation,
- schrittweise Einführung neuer Situationen, Umgebungen, Menschen und anderer Hunde,
- Vermeidung von Überforderung,
- Entspannungstechniken,
- regelmäßiges Training,
- verschiedene Spielzeuge und Kauartikel oder
- eine tierärztliche Untersuchung, um sicherzustellen, dass keine gesundheitlichen Probleme vorliegen.

Der Parkbesuch

Parkbesuche sind in der Regel immer eine hervorragende Möglichkeit, um die Frustrationstoleranz Ihres Hundes zu trainieren.

Anleitung:

- Gehen Sie mit Ihrem Hund in den Park und setzen Sie sich dort auf eine Bank, während Ihr Hund angeleint ist. Achten Sie darauf, dass Ihr Vierbeiner nicht von anderen Hunden belästigt wird. Wählen Sie deshalb anfangs einen ruhigeren Park ohne zu viele Reize aus.
- Geben Sie Ihrem Hund keinerlei Befehle – weder ein „Sitz", ein „Platz" noch ein „Bleib". Ihr Hund soll einfach nur zuschauen und nichts tun.
- Versuchen Sie außerdem, Ihren Vierbeiner nicht anzusprechen oder ihn zu beruhigen.
- Wenn Ihr Hund nach einer Weile ruhig geworden ist und sich vielleicht sogar hingelegt hat, gehen Sie kommentarlos mit ihm nach Hause. Dort angekommen, erhält er allerdings keine Belohnung in Form von Futter oder Ähnlichem für dieses Training, da die Erwartung von Futter das Training das nächste Mal verlängern oder erschweren könnte.

Nach dem Parkbesuch benötigt Ihr Hund Ruhe und Schlaf, um sich vom Erlebten zu erholen.

Dem Futter widerstehen

Futter kann für viele Hunde eine frustrierende Situation darstellen – insbesondere dann, wenn sie nicht sofort darauf zugreifen dürfen, obwohl sie es gerne möchten.

Anleitung:

- Legen Sie Futter auf dem Boden aus. Dabei müssen Sie jedoch nicht direkt auf das Lieblingsleckerli Ihres Hundes zurückgreifen.
- Wenn Ihr Hund auf das Futter zugreifen möchte, verbieten Sie es ihm sanft. Hierbei geht es darum, dass Ihr Vierbeiner lernt, ein Nein und damit einen Teil der Frustrationstoleranz zu akzeptieren.
- Geben Sie Ihrem Hund am Ende der Übung die Freigabe, das Leckerli zu nehmen.

Sie können den Schwierigkeitsgrad der Übung steigern, indem Sie entweder auf besseres Futter und bessere Leckerlis zurückgreifen oder die Distanz zwischen Ihrem Vierbeiner und dem Futter verringern.

Spielverabredung ohne Spiel

Hundebesitzer lieben es, zu sehen, wie sich ihre Hunde beim Spielen mit anderen Vierbeinern austoben. Wenn Sie sich das nächste Mal für eine Spielverabredung mit anderen Hundebesitzern treffen, bietet dies eine großartige Gelegenheit, die Frustrationstoleranz Ihres Hundes zu trainieren. Keine Sorge, Ihr Hund wird natürlich weiterhin mit seinen vierbeinigen Freunden spielen dürfen, allerdings beginnen Sie die Spielverabredung dieses Mal etwas anders.

Anleitung:

- Treffen Sie sich gemeinsam mit Ihrem Hund und einem anderen Hundebesitzer und dessen Hund, wobei Ihre Vierbeiner zunächst beide angeleint bleiben.
- Positionieren Sie sich mit einem gewissen Abstand zueinander und ignorieren Sie die Hunde, während Sie sich unterhalten.
- Nun ist Geduld gefragt. Ignorieren Sie Ihre Hunde während der gesamten Zeit Ihres Gespräches und lassen Sie diese erst dann von der Leine, wenn sich beide beruhigt haben.

Obwohl es vor allem für junge Hunde schwierig sein kann, nach dem Ableinen nicht sofort loszurennen, ist es wichtig, noch einen Moment lang abzuwarten, bevor Sie Ihrem Hund die Freiheit geben, sich zu bewegen.

Ruhe-Übung

Die „Ruhe-Übung" eignet sich hervorragend für all diejenigen Momente in Ihrem Alltag, in denen Ihr Hund frustriert ist, weil Sie ihm keine Aufmerksamkeit schenken.

Anleitung:

- Wenn Ihr Hund wieder einmal frustriert ist, ignorieren Sie ihn so lange, bis er sein Jaulen, Bellen oder Winseln beendet hat.
- Sobald Ihr Hund zur Ruhe gekommen ist, belohnen Sie ihn zunächst stimmlich und anschließend mit einem Leckerli.

Wiederholen Sie diese Übung mehrere Male am Tag, um Ihren Alltag sowohl sorgenfreier als auch entspannter zu gestalten.

Die Autofahrt

Einige Hunde verbinden Autofahrten schnell mit aufregenden Zielen wie der Hundeschule, dem Treffen mit anderen Vierbeinern oder Ausflügen zum See. Das erschafft eine Erwartungshaltung und Ihr Hund kann es kaum abwarten, bis er aus dem Auto springen kann. Um Ihrem Hund einerseits zu zeigen, dass am Ende einer Autofahrt nicht immer etwas Aufregendes passiert, und somit frustrierten Verhaltensweisen entgegenzuwirken und ihm andererseits beizubringen, erst dann aus dem Auto auszusteigen, wenn er ein ruhiges Verhalten zeigt, ist es ratsam, das Autofahren mit ihm zu üben.

Anleitung:

- Setzen Sie sich mit Ihrem Hund ins Auto und fahren Sie einige kurze Strecken.
- Halten Sie nach einer kurzen Zeit an, öffnen Sie den Kofferraum, damit Ihr Hund nach draußen gucken kann, und schließen Sie den Kofferraum dann wieder.
- Fahren Sie anschließend weiter und machen Sie nach einer Weile erneut einen Stopp.
- Beim nächsten Halt könnten Sie Ihren Vierbeiner für einen kurzen Moment aussteigen lassen, vorausgesetzt, er bleibt ruhig. Lassen Sie ihn dann wieder ins Auto einsteigen.

Wenn Sie diese Übung konsequent durchführen, wird Ihr Hund mit der Zeit lernen, dass weder Bellen noch Jammern eine Belohnung bringt.

FRUSTRATIONSTOLERANZÜBUNGEN FÜR DEN MENSCHEN

Frustration ist ein unangenehmes Gefühl, das häufig von Hilflosigkeit, Enttäuschung, Wut und Trauer begleitet wird. Manchmal ist es eine wahre Herausforderung, mit diesen Emotionen umzugehen, und oftmals wünschen wir uns, diese Gefühle einfach ausschalten zu können und anstelle von Frustration Motivation, anstelle von Hilflosigkeit Zuversicht und anstelle von Trauer Fröhlichkeit zu empfinden. Doch unangenehme Gefühle sind Teil unserer menschlichen Erfahrung und somit unausweichlich – auch wenn das oft ziemlich frustrierend sein kann.

Die gute Nachricht ist jedoch: Wenn wir diese unangenehmen Gefühle akzeptieren und zulassen können, haben sie tendenziell eine kürzere Lebensdauer, da wir sie nicht durch Widerstand oder Aufmerksamkeit weiter verstärken. Außerdem kann die Erfahrung, solche Emotionen ertragen zu können, unser Selbstbewusstsein stärken und uns ein Gefühl von Kompetenz und Unabhängigkeit vermitteln.

Wenn Sie spüren, dass Frust in Ihnen aufkommt, ist es also wichtig, diesen anzunehmen und zu erkennen, dass er vorübergeht und Ihr Verhalten nicht dauerhaft steuern muss. Einerseits wird Ihnen dies mit zunehmender Übung im bewussten Umgang mit solchen herausfordernden Emotionen immer besser gelingen. Andererseits können auch andere Übungen und Techniken dazu beitragen, Ihre Frustrationstoleranz zu stärken, Ihnen helfen, besser mit Verzögerungen und Rückschlägen umzugehen, und Sie in Anbetracht Ihres vierbeinigen Freundes dabei unterstützen, gelassener auf seine Bedürfnisse zu reagieren.

Das Pendel

Entspannungstechniken wie „Das Pendel" sind ein wichtiges Werkzeug, um Ihr emotionales Wohlbefinden zu verbessern und schwierige Phasen der Frustration besser bewältigen zu können.

Anleitung:

- Stellen Sie sich aufrecht hin und positionieren Sie Ihre Füße etwa hüftbreit voneinander entfernt.
- Lassen Sie Ihre Arme locker an Ihren Körperseiten herunterhängen.
- Beginnen Sie nun damit, Ihren Oberkörper mit Schwung nach links zu drehen, wobei sich Ihre Arme frei mitbewegen.
- Führen Sie anschließend eine Drehung nach rechts durch, während Ihre Arme wieder im Takt frei mitschwingen.

Wiederholen Sie die Bewegung so oft, wie sich diese gut für Sie anfühlt.

Beobachten und Erkennen

Manchmal werden wir von unserer Frustration regelrecht überwältigt und sind nicht mehr in der Lage, Situationen aus verschiedenen Blickwinkeln zu betrachten. Wir neigen dazu, alles als belastend zu empfinden, ohne zwischen positiven und negativen Aspekten zu unterscheiden. Die Übung „Beobachten und Erkennen" hilft Ihnen dabei, die Ursachen Ihrer Frustration zu identifizieren.

Anleitung:

- Nehmen Sie sich bewusst Zeit, um über eine Situation nachzudenken, die bei Ihnen Frustration ausgelöst hat.
- Denken Sie über diese Situation nach und fragen Sie sich, was genau dieses Gefühl verursacht hat. Nehmen Sie sich Zeit, um die Situation genau zu analysieren. Was ist geschehen? Welche Gefühle und Gedanken haben zu Ihrer Frustration beigetragen? Versuchen Sie, beim Analysieren objektiv zu bleiben und Ihre eigenen Reaktionen nachzuvollziehen.
- Versuchen Sie nun, die Situation aus unterschiedlichen Perspektiven zu betrachten. Hinterfragen Sie, ob es andere Sichtweisen, Lösungsansätze und Interpretationen gibt. Wie könnte jemand anderes diese Situation wahrnehmen? Gibt es womöglich eine neutrale oder sogar positive Perspektive, die Sie nicht in Betracht gezogen haben?
- Überlegen Sie sich, wie Sie zukünftig auf ähnliche Situationen reagieren könnten. Was könnten Sie anders machen? Welche Handlungsoptionen haben Sie? Was könnten Sie tun, um besser mit der Situation umzugehen oder diese sogar zu verbessern?
- Anschließend ist es wichtig, dass Sie lernen, die Geschehnisse anzunehmen und diese zu akzeptieren, ohne sich dabei von ihnen überwältigen zu lassen. Lassen Sie die Dinge los, die nicht in Ihrer Kontrolle liegen, und lernen Sie, das Unveränderliche zu akzeptieren.

Wiederholen Sie diese Übung regelmäßig, um Ihre Fähigkeiten zum Reflektieren und Wahrnehmen von Frustration aus unterschiedlichen Blickwinkeln zu stärken. Mit zunehmendem Lernprozess werden Sie in der Lage sein, Ihre Frustration besser zu erkennen und mit dieser konstruktiver umzugehen.

Die Wechselatmung

Die Wechselatmung ist auch als Nadi Shodhana bekannt und bedeutet wörtlich übersetzt Reinigung der Nadis. Nadis sind Energiekanäle, die die Lebensenergie Prana transportieren. Bei der Wechselatmung wird durch abwechselndes Ein- und Ausatmen durch das linke und rechte Nasenloch eine Ausbalancierung der Hauptenergiekanäle angestrebt. Diese Kanäle, Pingala und Ida genannt, repräsentieren aktivierende und beruhigende Energien. Pingala ist dabei dem sympathischen Nervensystem (Stress, Aktivität) zugeordnet, während Ida das parasympathische Nervensystem (Entspannung, Regeneration, Verdauung) repräsentiert.

Die Wechselatmung ermöglicht eine Harmonisierung dieser beiden Energien, was Sie in einen Zustand entspannter Wachsamkeit versetzen kann. Außerdem fördert die Atemtechnik emotionale Ausgeglichenheit, Konzentration, innere Ruhe, bietet einen klaren Geist und stärkt Ihre Frustrationstoleranz.

Anleitung:

- Setzen Sie sich bequem hin und schließen Sie Ihre Augen.
- Verschließen Sie Ihr rechtes Nasenloch mit dem Daumen Ihrer rechten Hand.
- Atmen Sie nun vier Sekunden lang durch Ihr linkes Nasenloch ein und füllen Sie Ihre Lunge dabei mit Luft.
- Schließen Sie beide Nasenlöcher mit Ihrem rechten Daumen und Ringfinger und halten Sie den Atem für vier Sekunden an.
- Öffnen Sie Ihr rechtes Nasenloch und atmen Sie für acht Sekunden aus, bis die gesamte Luft beinahe vollständig aus Ihrer Lunge entwichen ist.
- Halten Sie Ihr linkes Nasenloch geschlossen und atmen Sie vier Sekunden durch Ihr rechtes Nasenloch ein.
- Schließen Sie beide Nasenlöcher und halten Sie den Atem vier Sekunden lang an.
- Öffnen Sie Ihr linkes Nasenloch und atmen Sie für acht Sekunden aus.

Wiederholen Sie die Wechselatmung auf beiden Seiten insgesamt zehn- bis zwanzigmal.

Die geduldige Belohnung

Eine großartige Möglichkeit, um Ihre Frustrationstoleranz zu steigern, ist die Einbeziehung Ihres Hundes in Ihr Frustrationstraining. Die Idee hinter dieser Übung ist es, dass Sie sich daran gewöhnen, mit Gelassenheit auf die Bedürfnisse Ihres Hundes zu reagieren, indem Sie bewusst abwarten und Ihre eigenen Reaktionen verzögern, um Ihrem Vierbeiner gerecht zu werden. Diese Übung hilft Ihnen nicht nur dabei, Ihre eigene Frustrationstoleranz zu steigern, sondern auch dabei, eine ausgeglichene und ruhige Haltung im Umgang mit den Bedürfnissen Ihres Hundes zu entwickeln.

Anleitung:

- Wählen Sie zunächst eine Situation aus, in der Ihr Hund einem gewissen Bedürfnis nachgehen möchte, zum Beispiel verlangt er nach einem Leckerli oder möchte nach draußen gehen.
- Bevor Sie nun auf das Bedürfnis Ihres Vierbeiners eingehen, halten Sie einen Moment lang inne und beobachten sein Verhalten ruhig und geduldig, ohne sofort zu reagieren. Das Ziel hierbei ist es, Ihre eigene Reaktion zu verzögern.
- Nach einer gewissen Zeit, die Sie mit bewusstem Warten und ruhigem Bleiben überbrückt haben, reagieren Sie nun auf das Bedürfnis Ihres Hundes, indem Sie ihm zum Beispiel eine Belohnung geben oder einen Spaziergang machen.

Üben Sie diese Methode regelmäßig. Beginnen Sie dabei zunächst mit kurzen Wartezeiten und verlängern Sie diese im Laufe der Zeit.

Die Fantasiereise

Fantasiereisen sind eine wundervolle Möglichkeit, die Frustrationstoleranz zu steigern und sich für eine Weile von belastenden Emotionen und Gedanken zu lösen. Diese mentalen Reisen ermöglichen es Ihnen, positive Szenarien in Ihrer Vorstellungskraft zu visualisieren, um Ihre Gefühle und Gedankenmuster zu verändern. Außerdem fördern Sie Ruhe und Gelassenheit und tragen damit langfristig dazu bei, die Frustrationstoleranz zu verbessern. Bevor Sie mit der Fantasiereise beginnen, bitten Sie idealerweise eine andere Person darum, Ihnen die Fantasiereise in der Du-Form vorzulesen. Suchen Sie sich dann einen bequemen Platz und atmen Sie tief in Ihren Bauch ein und wieder aus. Während Ihrer Reise visualisieren Sie alle Höreindrücke der Geschichte und lassen Ihrer Fantasie freien Lauf. Die Fragen, die die Reise aufwirft, dienen als Impulse zur Vorstellungskraft und müssen von Ihnen nicht direkt beantwortet werden. Am Ende der Reise sollten Sie vom Vorleser behutsam zurück in die Realität geholt werden.

Anleitung – „Das Segelboot“:

„Lege dich bequem hin und atme tief ein und aus. Stelle dir vor, wie ein strahlendes Licht beim Einatmen in dich hineinfließt und wie all das Negative in dir dich beim Ausatmen verlässt. Schließe nun deine Augen und visualisiere einen Hafen. Dort liegen verschiedene Boote in unterschiedlichen Farben und Größen. Sie schaukeln sanft im Wasser, während ihre Maste im Winde melodische Klänge erzeugen. Es klingt beinahe so, als würden sie eine Melodie voller Geheimnisse spielen. Über dir fliegen Möwen und der salzige Duft des Meeres liegt in der Luft. Spürst du, wie die Sonne auf deiner Nase kitzelt?

Mache dich auf den Weg und schreite langsam den Pfad am Hafen entlang, an dem unzählige Schiffe vor Anker liegen. Am Ende des Weges entdeckst du ein kleines rotes Segelboot mit einem gelben Mast und weißen Segeln. Kannst du es sehen? Klettere vorsichtig in das Segelboot hinein und löse das Tau vom Steg. Plötzlich beginnt das Boot, sanft auf den Wellen zu schaukeln. Du blickst in die Weite des Meeres und atmest tief ein. Langsam nimmt der Wind zu. Der nächste Windstoß erfasst die Segel des Bootes. Du nimmst Fahrt auf und segelst los in die Ferne. Du beobachtest das Glitzern des Wassers und atmest einige Male tief ein und wieder aus. Kannst du die frische Luft spüren? Der Wind pustet dich weiter in die unbekannte Ferne hinaus. Der Hafen verschwindet und du fühlst dich frei und entspannt. An einer Küste angelangt, erblickst du einen steilen Hang, auf dessen grüner Wiese viele weiße Schafe grasen. Sie schauen dich neugierig an und schütteln ihr Fell wie wild. Du denkst darüber nach, wie sich ihr Fell wohl auf deiner Haut anfühlen würde. Du segelst weiter und siehst viele bunte Häuser, von denen aus dir freundliche Menschen zuwinken. Sie begrüßen dich ganz herzlich und wünschen dir noch eine gute Weiterfahrt. Du winkst zurück und bedankst dich. Welche Gefühle werden dabei in dir geweckt? Die Sonne sinkt langsam am Horizont und geht immer weiter unter dem Meeresspiegel unter. Es ist an der Zeit, zurückzukehren. Du wendest das Segelboot, vertraust dem Wind und fühlst, wie erschöpft du bist. Das Schaukeln des Bootes und die Luft des Meeres haben dich ganz müde gemacht. Du gähnst und streckst dich einige Male und siehst endlich den Hafen vor dir. Der Wind leitet dich vorsichtig zwischen den anderen Booten hindurch. Du legst am Steg an, bindest das Boot fest und gehst von Bord. Wie fühlst du dich jetzt? Beim Verlassen des Steges drehst du dich ein letztes Mal um und betrachtest das rote Segelboot zum Abschied. Beim Landgang denkst du: ‚Was für ein großartiger Tag!' Du atmest noch einmal tief ein und aus und spürst die Ruhe in dir. Öffne nun langsam deine Augen und kehre entspannt in deinen Tag zurück."

Audiodatei 10
Meditation Das Segelboot

Die Kunst der Kommunikation im Hundeyoga

Nonverbale Kommunikation zwischen Mensch und Hund

Im Grunde gibt es keinen Moment in unserem Leben, in dem wir nicht kommunizieren. Ob wir uns dessen nun bewusst sind oder nicht: Wir kommunizieren ständig verbal und nonverbal. Auch wenn niemand etwas sagt, findet trotzdem ein permanenter Informationsaustausch statt – sei es nun durch Worte, Mimik und Gestik, durch Blicke, Körpersprache und Berührungen oder durch Gerüche. Vielleicht haben Sie in der Vergangenheit schon einmal einen Raum voller Menschen betreten und sofort gespürt, dass es dort einen Streit gab oder jemand verärgert ist, noch bevor nur ein einziges Wort gesprochen wurde. Diese Wahrnehmung basiert auf nonverbaler Kommunikation.

Definition: Nonverbale Kommunikation
Nonverbale Kommunikation bezeichnet die Verständigung ohne Worte und umfasst eine Vielzahl von Elementen, die über das gesprochene Wort hinausgehen. Neben der Körpersprache und der Mimik spielen dabei auch beispielsweise die Gestik, der Augenkontakt, der Tonfall und die Berührung eine entscheidende Rolle. Die nonverbale Kommunikation beschränkt sich jedoch nicht nur auf den zwischenmenschlichen Austausch, sondern erstreckt sich ebenso auf die Verständigung zwischen Tieren und die Kommunikation zwischen Mensch und Tier.

Genau wie wir Menschen untereinander permanent kommunizieren, findet auch zwischen Mensch und Hund ein fortlaufender Austausch von verbalen und/oder nonverbalen Signalen statt. In der Beziehung zwischen Mensch und Hund spielt die nonverbale Kommunikation deshalb eine besonders essenzielle Rolle, da sie die Basis für Bindung, Vertrauen und effektive Interaktion bildet. Hunde nutzen in erster Linie ihre Mimik, ihre Körpersprache und andere nonverbale Signale, um sich mit ihrer Umwelt zu verständigen. Daher ist es für uns Menschen von großer Bedeutung, die subtilen Signale unserer Hunde zu verstehen und angemessen auf diese zu reagieren.

Das Verständnis für die Körpersprache des Hundes ermöglicht es uns, auf seine Wünsche und Bedürfnisse einfühlsam einzugehen und somit eine fürsorgliche und unterstützende Umgebung zu schaffen. Dies fördert nicht nur die emotionale Bindung zwischen Mensch und Hund, sondern stärkt auch das gegenseitige Vertrauensverhältnis. Durch eine achtsame Führung und nonverbale Ausdrucksformen – wie sanfte Berührungen, ruhige Bewegungen oder entspannte Körperhaltungen – kann der Mensch eine vertrauensvolle Atmosphäre schaffen, die es dem Vierbeiner ermöglicht, sich zu entspannen und aktiv an gemeinsamen Aktivitäten, wie dem Doga, teilzunehmen.

Die nonverbale Kommunikation trägt außerdem dazu bei, Missverständnisse zwischen Halter und Fellnase zu minimieren. Auf der einen Seite ermöglicht sie es dem Menschen, die Emotionen, Absichten und Erwartungen seines Vierbeiners besser zu verstehen. Auf der anderen Seite kann ein Hund, der die Körpersprache seines Besitzers versteht, angemessener auf unterschiedliche Situationen reagieren, was das Zusammenleben beider harmonischer gestaltet.

Darüber hinaus ist die nonverbale Kommunikation auch in der Hundeerziehung ein entscheidendes Werkzeug, da Lob, Belohnungen und korrigierende Signale häufig nonverbal erfolgen. Klare nonverbale Anweisungen erleichtern dem Hund das Lernen, sodass er seine Verhaltensweisen dementsprechend besser anpassen kann.

Die nonverbale Kommunikation ist ein unverzichtbarer Bestandteil in der Interaktion zwischen Mensch und Hund, die eine respektvolle Beziehung fördert und zu einer tieferen Bindung beitragen kann. Doch wie können sich zwei so unterschiedliche Arten wie Mensch und Hund denn nun eigentlich verständigen?

Körpersprache und Energieübertragung

Menschen und Hunde nutzen unterschiedliche Formen der Kommunikation. Während sich Menschen primär durch verbale Kommunikation verständigen und die gesprochenen Worte dabei oftmals durch Mimik und Gestik unterstrichen werden, orientieren sich Hunde vorrangig an unserer Körpersprache. Da die menschliche Sprache nicht einzig und allein nur auf dem gesprochenen Wort beruht, erfolgt die Kommunikation zwischen Mensch und Hund also auf verschiedenen Ebenen. Hunde können unsere gesprochene Sprache zwar nicht verstehen, sind jedoch in der Lage, die nonverbalen Elemente unseres Körpers zu deuten, die einen Großteil unserer Kommunikation ausmachen.

Hunde und Menschen kommunizieren also unterschiedlich, können aber nie nicht kommunizieren. Mithilfe von nonverbaler Kommunikation bleiben Mensch und Vierbeiner im permanenten Austausch und zeigen sich auch durch nicht physische Kommunikation, die auf Gefühlen und Energien basiert, wie wichtig sie einander sind. Hunde sind sehr sensible Wesen und für die Energie und Stimmung ihres Besitzers äußerst empfänglich. Sie sind in der Lage, die feinsten energetischen Schwingungen und Veränderungen ihrer menschlichen Begleiter wahrzunehmen und zu interpretieren.

Die energetische Wechselwirkung zwischen Mensch und Hund spielt also ebenfalls eine zentrale Rolle in ihrer Beziehung und ist auch für die stille

Kommunikation im Doga bedeutsam, da eine entspannte und ruhige nonverbale Kommunikation seitens des Menschen zur Beruhigung des Hundes beitragen und somit eine positive Erfahrung im Hundeyoga gewährleisten kann. Die kontinuierliche Ausstrahlung von Energie durch den Menschen – beeinflusst von Emotionen, mentalen Zuständen, innerer Ruhe oder Unruhe – wird von Hunden wahrgenommen und führt zu unterschiedlichen Reaktionen wie Freude, Verspieltheit, Ruhe oder Anspannung. Die Qualität der Energieübertragung zwischen Mensch und Hund ist demnach ein wesentlicher Aspekt ihrer Bindung. Ein entspannter und ruhiger Halter kann seinen Hund beruhigen und eine friedliche Atmosphäre schaffen, während ein angespannter und gestresster Halter seinen Vierbeiner in Unruhe versetzen und seine Anspannung auf ihn übertragen kann.

Die energetische Interaktion zwischen Mensch und Hund trägt damit maßgeblich zum Wohlbefinden beider Partner im alltäglichen Leben und beim Hundeyoga bei. Dabei kann eine ausgeglichene und positive Energieübertragung eine harmonische Beziehung zwischen Mensch und Hund fördern, während negative Energien das Verhalten und die Stimmung des Hundes negativ beeinflussen können.

Körpersprache von Menschen

Hunde lesen in erster Linie unsere Körpersprache und merken sofort, wenn wir Freude oder Angst empfinden. Dank ihrer feinen und ausgeprägten Sinne sind Hunde besonders geschickt darin, bewusst und unbewusst ausgesandte nonverbale Signale des Menschen zu interpretieren. Schwieriger wird es für sie, wenn diese nonverbalen Signale im Widerspruch zu den verbalen Signalen stehen, die ihre menschlichen Besitzer in einer bestimmten Situation verwenden. Rufen Sie Ihren Hund zum Beispiel mittels eines gelernten Rückruf-Signals zu sich, nehmen gleichzeitig aber eine Körperhaltung ein, die mit diesem Signal nicht übereinstimmt, kann das Ihren Hund irritieren, sodass er vielleicht das genaue Gegenteil von dem tut, was Sie eigentlich von ihm erwarten. Es scheint, als würde Ihr Hund nicht mehr auf Sie hören, dabei folgt er lediglich Ihrer Körpersprache, anstatt auf Ihr gesprochenes Wort zu hören.

Grundvoraussetzung für eine effektive Kommunikation mit Ihrem Hund ist also, dass Sie sich zunächst darüber bewusst werden, welche Signale Sie aussenden und wie diese bei Ihrem Hund ankommen. Eine verständliche Kommunikation zwischen Mensch und Hund erfordert oftmals, dass Sie an Ihrer eigenen Gestik arbeiten und lernen, Signale eindeutig und klar zu vermitteln.

Damit Sie sich Ihrer nonverbalen Kommunikation bewusster werden, kann es hilfreich sein, Ihre eigene Körpersprache vor einem Spiegel zu analysieren oder mit einer weiteren Person zu üben. Fragen Sie sich, wie bestimmte Bewegungen auf Ihren Vierbeiner wirken und wie Sie Ihre Absicht durch Gesten verdeutlichen können. Zu Beginn mag das herausfordernd erscheinen, aber mit der Zeit werden Sie sich an klare körpersprachliche Signale gewöhnen.

Außerdem ist es in der Kommunikation mit Ihrem Hund wichtig, dass Ihre gesprochenen Worte und verbalen Anweisungen im Einklang mit Ihrer Körpersprache stehen, da Ihr Hund vorrangig auf Ihre Gestik reagiert. Wenn Sie mit Ihrem Hund kommunizieren, ist es grundsätzlich entscheidend, dass Sie sich Ihrem Vierbeiner zuwenden, ohne sich dabei über ihn zu beugen, um mögliche Drohungen zu vermeiden. Deutliche Befehle sollten Sie mit ruhigen Händen und aktiv eingesetzter Gestik übermitteln, um ihm zu zeigen, dass Ihre Bewegungen einen bestimmten Zweck haben. Wildes Gestikulieren kann hingegen Unsicherheiten bei Ihrem Hund hervorrufen.

Wenn Sie die nonverbale Kommunikation mit Ihrem Hund üben möchten, bietet sich der Rückruf als Ausgangspunkt dafür an. Versuchen Sie dabei, Ihrem Hund ohne verbale Signale, wie seinen Namen oder bereits erlernte Befehle, zu verdeutlichen, was Sie von ihm möchten. Nutzen Sie stattdessen ausschließlich Ihre Körperbewegungen und -haltungen, die räumliche Distanz und feinere Signale wie den Gesichtsausdruck oder den Blickkontakt. Möchten Sie zum Beispiel, dass Ihr Hund in eine bestimmte Richtung geht, richten Sie Ihren Blick in diese Richtung und leiten Sie Ihren Vierbeiner mit einer entsprechenden Armbewegung.

Auf einen Blick: Tipps für die Körpersprache des Halters

- Übereinstimmung nonverbaler und verbaler Signale
- deutliche Befehle mit ruhigen Händen und aktiv eingesetzter Gestik
- Vermeidung von wildem Gestikulieren
- aufrechte und selbstbewusste Körperhaltung
- langsame und ruhige Bewegungen
- Augenkontakt
- niedrige Körperposition für positive Interaktionen -> Begegnung auf Augenhöhe
- klare Grenzen setzen
- entspannte Körpersprache
- Nutzung positiver Verstärkung
- klare Signale für Belohnungen

Körpersprache von Hunden

Hunde kommunizieren mit ihren eigenen Artgenossen und mit uns Menschen nicht mit Worten, sondern nutzen ihre Körpersprache als Kommunikationsform. Die Art, wie Ihr Hund steht, wie er sein Gewicht verteilt, wie er seine Rute hält, seine Bewegungsmuster oder die Dauer des Blickkontakts – all diese Signale geben Ihnen einen Eindruck von Ihrem Vierbeiner. Für ein harmonisches Zusammenleben zwischen Ihnen ist es deshalb entscheidend, dass Sie sich eingehend mit der Körpersprache und Kommunikation Ihres Hundes auseinandersetzen.

Vierbeiner lernen bereits im Welpenalter, die feinen Nuancen ihres körperlichen Ausdrucks im Umgang mit anderen zu verwenden, und kombinieren diese deshalb geschickt mit anderen Ausdrucksformen, wie akustischen oder taktilen Signalen oder Duftstoffen. Hunde besitzen also ein umfangreiches Repertoire an Kommunikationsmöglichkeiten. Ihre Lautäußerungen entfalten deshalb oftmals erst im Gesamtkontext mit ihrer Körpersprache die gesamte Bedeutung ihres Ausdrucks.

Der Schlüssel für eine klare und verständliche Kommunikation zwischen Ihnen und Ihrem Vierbeiner liegt also darin, seine Bedürfnisse und Wünsche zu verstehen und seine Körpersignale richtig zu deuten. Dadurch können Sie nicht nur die Bindung zu Ihrem Hund stärken, sondern darüber hinaus auch eine positive Beziehung fördern, die Ihnen auch bei Ihrer gemeinsamen Doga-Praxis helfen wird.

Wenn Sie mit Ihrem Hund zu einem unschlagbaren Team zusammenwachsen möchten, müssen Sie die Körpersprache Ihres Vierbeiners interpretieren und verstehen können, welche Bedeutung seine nonverbalen Signale haben. Im Folgenden finden Sie daher einen kurzen Überblick über die körperlichen Kommunikationsformen Ihres Vierbeiners.

Kopfhaltung

Ähnlich wie bei uns Menschen bringen Hunde eine Bandbreite an Emotionen durch ihre Kopfhaltung zum Ausdruck:

- abgewandter Blick: Friedfertigkeit
- direkter Blick: Selbstsicherheit oder Konfrontation
- gesenkter Kopf: Unterwürfigkeit, Angst oder Unsicherheit
- fragende Neigung zur Seite: Verunsicherung und Sondierung der Situation
- Kopfabwendung: Bedrängung oder Höflichkeit

Augen

Obwohl die Größe der Pupillen wesentlich vom Einfall des Lichts abhängig ist, können der Blick und die Pupillengröße eines Hundes wichtige Signale aussenden:

- große Pupillen und sanfte Augen: Entspannung und Freundlichkeit
- enge Pupillen und starre, fixierende Augen: Drohung oder Aggressivität
- Augenbrauenhaltung als Verstärkung des Gesamtausdrucks

Ohren

Die Ohrenhaltung ist je nach Hunderasse sehr individuell und deshalb bei einigen Hunden schwieriger zu deuten als bei anderen:

- flach nach hinten angelegte Ohren: Unterwerfung, Angst oder Unbehagen
- nach vorne gerichtete Ohren: Aufmerksamkeit, Neugierde oder Sicherheit

Schnauze

Neben ihren Augen und Ohren nutzen Hunde vor allem ihre Lefzen und Zähne, um verschiedene Informationen zu vermitteln:

- nach hinten gezogene Lefzen: Unterwürfigkeit
- in Kombination mit sichtbaren Zähnen: Drohung
- nach vorne gerichtete Lefzen mit leicht herausblitzenden Eckzähnen: Entspannung
- leicht offenes Maul: Entspannung
- übers Maul lecken: Unsicherheit
- Gähnen: Müdigkeit, zur Entspannung in stressigen Situationen/beruhigender Eindruck auf den Gegenüber oder Form von Unwohlsein
- Hecheln: bei körperlicher Anstrengung oder als Zeichen für Stress, Angst oder Schmerzen
- Knurren: Unbehagen oder Aggression

Rute

Die Ausdrucksmöglichkeiten eines Hundes sind bei der Haltung seiner Rute, genauso wie bei den Ohren, häufig von der Anatomie des Vierbeiners abhängig. Dabei ist neben der Höhe der Rutenhaltung auch insbesondere die Art der Bewegung sehr aufschlussreich:

- gelassenes Wedeln: Freundlichkeit
- schnelles Wedeln: Aufregung oder Aggression
- starres oder zitterndes Aufstellen: Verärgerung oder Aufmerksamkeit
- eingeklemmte Rute zwischen Hinterbeinen: Angst, Unsicherheit oder Unterwürfigkeit

Allgemeine Körperhaltung

Genau wie bei anderen Menschen können Sie auch durch die Körperhaltung Ihres Hundes auf eine Vielzahl seiner Gefühle und Emotionen schließen:

- groß machen oder aufplustern: Selbstbewusstsein, Imponierverhalten
- klein machen, kauern, einknicken: Angst oder Unsicherheit
- Bauch zeigend in Rückenlage: Unterwerfung
- aufgestelltes Rückenfell: Erregung oder Aggression
- ausgestellte Brust: Verärgerung oder Drohung
- gesenkter Vorderkörper und gleichzeitig erhobenes Hinterteil und Schwanzwedeln: Spielaufforderung
- seitliche Körperdrehung: Beschwichtigung oder Unterwürfigkeit
- vorwärts gerichteter energischer Gang: Selbstbewusstsein oder Dominanz
- auf dem Rücken wälzen: Glück, Energieabbau oder Überdeckung des Eigenduftes
- aufrechte, lockere und harmonische Körperhaltung: Entspannung
- eingefrorene Körperhaltung: Ruhe oder Wandel von Emotionalität in Aggressivität
- Suche nach Körperkontakt: Zuneigung, Vertrauen, Wunsch nach Nähe

Je mehr Zeit Sie als Hundebesitzer mit Ihrem Vierbeiner verbringen, desto besser werden Sie sein Verhalten verstehen und interpretieren können. Das Gleiche gilt jedoch auch umgekehrt: Ihr Hund wird lernen, Ihre Körpersprache, Ihre Mimik und Gestik und Ihre Verhaltensweisen richtig einzuschätzen, sodass Sie zu einem unschlagbaren Team heranwachsen werden.

Die Rolle der Aufmerksamkeit in der Kommunikation

Neben der nonverbalen Kommunikation, der Körpersprache und dem Austausch von Energien und Stimmungen untereinander ist auch die Aufmerksamkeit in der Kommunikation zwischen Mensch und Hund von zentralem Stellenwert und gewinnt besonders im Kontext des Dogas an Bedeutung. Die Aufmerksamkeit zwischen Mensch und Vierbeiner geht dabei in erster Linie mit der gegenseitigen Achtsamkeit einher, da es im Hundeyoga nicht nur um die physische Praxis an sich geht, sondern insbesondere auch um das bewusste Zusammenspiel zwischen Aufmerksamkeit und Achtsamkeit.

Achtsamkeit im Doga bedeutet, dass Sie vollkommen im gegenwärtigen Moment sind und sich aktiv und bewusst auf die Interaktion mit Ihrem Hund einlassen. Diese Achtsamkeitspraxis setzt auf der einen Seite natürlich ein gewisses Maß an Aufmerksamkeit für die Signale, Zeichen und Bedürfnisse Ihres Vierbeiners voraus. Auf der anderen Seite erfordert sie allerdings auch, dass Sie auch Ihre eigenen Handlungen und Empfindungen aufmerksam wahrnehmen. Die bewusste Wahrnehmung Ihres Partners, der in diesem Fall Ihr Hund ist, schafft so nicht nur ein besseres Verständnis und eine feinere Empfänglichkeit für seine Reaktionen, sondern ermöglicht darüber hinaus auch eine tiefere Verbindung zueinander, die weit über die physische Praxis des Hundeyogas hinausgeht. Aufmerksamkeit und Achtsamkeit sind damit grundlegende Schlüssel zur Harmonie und kommen dadurch zum Ausdruck, dass Sie Ihre gesamte Aufmerksamkeit während des Dogas auf Ihren Hund richten. Hunde initiieren die Kommunikation mit ihrem Halter oftmals dadurch, dass sie seine Aufmerksamkeit auf sich ziehen wollen – zum Beispiel durch Blickkontakt. Die Suche nach dem Blickkontakt ist für Hunde dabei sowohl ein Zeichen für Bindung als auch für Vertrauen. Wenn Ihr Hund Augenkontakt zu Ihnen sucht, sucht er dabei also nicht nur nach Aufmerksamkeit, sondern immer auch nach emotionaler Verbindung. Durch liebevolle Berührungen, sanfte Streicheleinheiten, ruhige Bewegungen und bewusste Atemzüge können Sie eine Atmosphäre schaffen, in der nicht nur Sie sich wohl und geborgen fühlen, sondern vor allem auch Ihr Vierbeiner.

Eine erfolgreiche Hundeyogapraxis – und ganz allgemein auch erfolgreiches Hundetraining – setzt immer eine zielgerichtete Aufmerksamkeit des Hundes voraus. Wenn der Hund unaufmerksam ist, gestaltet sich das Lernen langsamer oder kann im schlimmsten Fall sogar komplett ausbleiben. In solchen Situationen versuchen manche Hundebesitzer womöglich, ihren Hund zu drängen, bestimmte Aufgaben zu erfüllen oder gewisse Haltungen einzunehmen, obwohl dessen Aufmerksamkeit woanders liegt. Diese Vorgehensweise kann jedoch auch negative Auswirkungen haben, insbesondere auf die Bindung zwischen Mensch und Hund. Ein erzwungenes Doga und ein erzwungenes Training machen weder dem Menschen noch dem Hund Freude.

Ein wesentlich effektiverer Ansatz besteht darin, dem Hund beizubringen, Ihnen freiwillig seine Aufmerksamkeit zu schenken (Anleitung siehe unten) und dabei Spaß an der Praxis zu haben. Ein fokussierter Hund ist nicht nur schneller und einfacher zu trainieren, sondern das positive Training stärkt darüber hinaus auch die Bindung untereinander. Durch die positive Verknüpfung von Aufmerksamkeit und angenehmen Erlebnissen wird Ihr Vierbeiner außerdem motiviert, seinen Fokus auf Sie zu richten. Diese Verknüpfung kann zum Beispiel durch spielerische Übungen, Belohnungen (z. B. Leckerlis) und positive Verstärkung (z. B. das Lieblingsspielzeug) erreicht werden.

Aufmerksamkeitstraining

Aufmerksamkeit oder Fokus ist nichts anderes als der Schwerpunkt des Interesses. Im Falle des Hundeyogas bedeutet das, dass sich Ihr Hund nicht durch äußere Einflüsse ablenken lässt und voll und ganz bei Ihnen und den Übungen ist. Ein perfekter Fokus zeigt sich dabei zum Beispiel, wenn Ihr Hund sich nicht ablenken lässt und versucht, Blickkontakt zu halten. Voraussetzung des Aufmerksamkeitstrainings ist in erster Linie, dass dieses niemals unter Zeitdruck durchgeführt wird. Aufmerksamkeitstraining erfordert nicht nur viel Konzentration, sondern auch Geduld, um den Fokus Ihres Vierbeiners zu trainieren. Außerdem ist es wichtig, dass Sie während der Übung nicht sprechen, sondern dass der Blickkontakt Ihres Hundes freiwillig erfolgt.

Utensilien

Für das Aufmerksamkeitstraining benötigen Sie lediglich eine beliebige Belohnung, wie ein Spielzeug oder viele Leckerlis. Für eine schnelle Belohnung und ein schnelles Bestätigen während der Übung eignen sich dabei vor allem kleine Leckerlis besonders gut.

Übung – Blickkontakt:

- Nehmen Sie Ihren Hund zunächst an die Leine. Stellen Sie sich nun selbst auf die Leine und nehmen Sie viele Leckerlis in beide Hände.
- Warten Sie, bis Ihr Hund Ihnen, ohne dass Sie sich bewegen oder etwas sagen, in die Augen schaut.
- Belohnen Sie Ihren Hund sofort bei Blickkontakt. Achten Sie darauf, die Belohnung bereitzuhalten. Beim Aufmerksamkeitstraining ist in erster Linie das Timing essenziell, damit Ihr Hund den Blickkontakt mit der Belohnung verknüpfen kann. Variieren Sie die Belohnung auch immer wieder zwischen Ihren Händen, damit Ihr Hund nicht nur auf eine Hand schaut. Indem Sie Ihren Hund regelmäßig für seinen freiwilligen Blickkontakt belohnen, zeigen Sie ihm, dass es sich lohnt, Sie anzuschauen. Das stärkt nicht nur Ihre gemeinsame Bindung, sondern führt auch dazu, dass Ihr Vierbeiner zukünftig vermehrt Augenkontakt sucht.

Wiederholen Sie die Übung mehrmals hintereinander und erhöhen Sie den Schwierigkeitsgrad zunehmend, indem Sie zum Beispiel Ablenkungen einbauen, die Dauer des Blickkontakts verlängern oder die Übung in verschiedene Alltagssituationen integrieren (z. B. beim Spaziergang oder im Garten). Wird Ihr Vierbeiner allerdings unaufmerksam, reduzieren Sie die Ablenkungen wieder und kehren an einen einfacheren Ort zurück (z. B. Ihr Zuhause).

Zum Abschluss der Basisübung bietet es sich zudem an, die Aufmerksamkeit Ihres Hundes durch Fragen zu reflektieren und diese zum Beispiel in einer Art Übungstagebuch festzuhalten:

- Wie hat sich die Aufmerksamkeit meines Hundes verbessert?
- Welche Schwierigkeiten hatte er und wie kann ich diese in Zukunft angehen?
- Welche Fortschritte konnte ich im Laufe der Übung feststellen?

Durch diese Erkenntnisse können Sie das Aufmerksamkeitstraining ganz gezielt weiterentwickeln und den Fokus Ihres Vierbeiners kontinuierlich verbessern.

Partnerübungen im Hundeyoga

PARTNERÜBUNGEN ZUR STÄRKUNG DER BINDUNG

Partnerübungen im Hundeyoga sind nicht nur eine unterhaltsame Form der körperlichen Betätigung, sondern können auch maßgeblich zur Vertiefung der Bindung zwischen Hund und Halter beitragen. Die gemeinsamen Praktiken, die Sie mit Ihrem Vierbeiner ausüben, schaffen eine einzigartige und unterstützende Umgebung, die nicht nur die physische Gesundheit von Ihnen und Ihrem Hund fördert, sondern auch Ihr emotionales Wohlbefinden garantiert.

Einer der wichtigsten Vorteile von Partnerübungen zur Vertiefung der Bindung liegt darin, dass sie die Kommunikation zwischen Ihnen und Ihrem Vierbeiner vertieft. Durch das Teilen von Bewegungen und das gemeinsame Einnehmen von Positionen lernen Sie und Ihr Hund nicht nur, aufeinander zu reagieren, sondern sich auch aufeinander einzustellen. Auf der einen Seite fördern die Übungen somit ein tieferes Verständnis für die Körpersprache des jeweils anderen und stärken auf der anderen Seite die nonverbale Kommunikation untereinander, was wiederum Ihre allgemeine Bindung zueinander vertieft.

In diesem Kapitel finden Sie wundervolle Vertrauens- und Entspannungsübungen, zwei Paarmeditationen sowie einige Yoga-Posen wieder, die Sie gemeinsam mit Ihrem Hund durchführen können. Zur Erinnerung: Der Hauptteil der Arbeit wird beim Doga zwar von Ihnen geleistet, Ihr Ziel dabei ist es jedoch, Ihre Körperhaltungen und Ihre Atmung in Einklang mit Ihrem Hund zu bringen. Ihr Hund kann also einfach nur anwesend sein, während Sie die Asanas ausführen und Sie dabei beobachten. Sie können Ihren Vierbeiner aber auch durch Streicheleinheiten und viel Nähe mit in die Praxis einbeziehen oder ihn als Unterstützung oder zusätzliches Gewicht auf Ihrem Körper tragen.

Inwiefern Sie Ihren Hund in die jeweiligen Übungen aktiv einbinden können, erfahren Sie natürlich im entsprechenden Abschnitt. In jedem Fall ist es wichtig, dass Sie die Körpersprache Ihres Hundes während des Dogas aufmerksam beobachten, da Sie nur so feststellen können, ob er bestimmte Haltungen oder Techniken nicht ausführen möchte oder sollte. Jeder Vierbeiner ist individuell und nicht alle Übungen sind für jeden Hund gleich gut geeignet. Wenn Sie sich unsicher sind, konsultieren Sie immer einen erfahrenen Hundetrainer oder einen Tierarzt, um sicherzustellen, dass die Übungen für Ihre Fellnase auch angemessen und vor allem sicher sind.

Wenn Ihr Hund darüber hinaus an Beschwerden oder Vorerkrankungen leidet, sprechen Sie die Durchführung unbedingt mit einem Tierarzt ab. In der Regel können Widerstand oder Rückzug, die Vermeidung des Blickkontakts,

Gähnen, Lecken oder andere Stresssignale (z. B. häufiges Kratzen oder Schütteln), Zeichen von Schmerzen oder Unwohlsein (z. B. Unbehagen, Zittern, Hinken, ungewöhnliches Hecheln), Desinteresse oder Ablenkung sowie ein verändertes Verhalten nach der Übung eindeutige Anzeichen dafür sein, dass Ihr Hund die Übung nicht ausführen möchte oder sollte. Respektieren Sie in jedem Fall immer die Grenzen Ihres Vierbeiners und passen Sie Ihre Doga-Praxis an seine Bedürfnisse entsprechend an, um eine positive und unvergessliche Zeit zu haben.

Darüber hinaus gilt für Sie: Wenn Ihnen ein Asana Schmerzen bereitet, kontrollieren Sie zunächst die Richtigkeit Ihrer Ausführung. Sollten die Schmerzen weiterhin bestehen, hören Sie auf, die jeweilige Übung zu praktizieren.

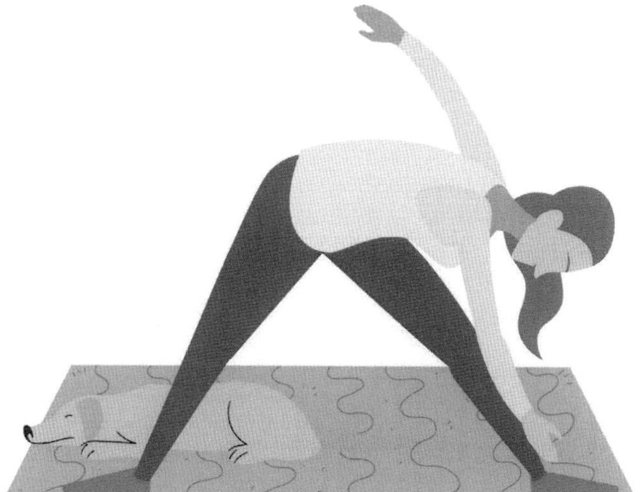

Der heraufschauende Hund

Der heraufschauende Hund, der auch als Urdhva Mukha Svanasana bekannt ist, gehört zu den beliebtesten und am meisten praktizierten Asanas. Er dehnt die gesamte Körpervorderseite, weitet den Brustkorb, aktiviert die Lungentätigkeit, kräftigt den Rückenstrecker, stimuliert die Bauchorgane und stärkt die Arm-, Schulter- und Gesäßmuskulatur. Außerdem wirkt das Urdhva Mukha Svanasana energetisierend und aktivierend, es erfrischt den Geist und weckt das Gemüt.

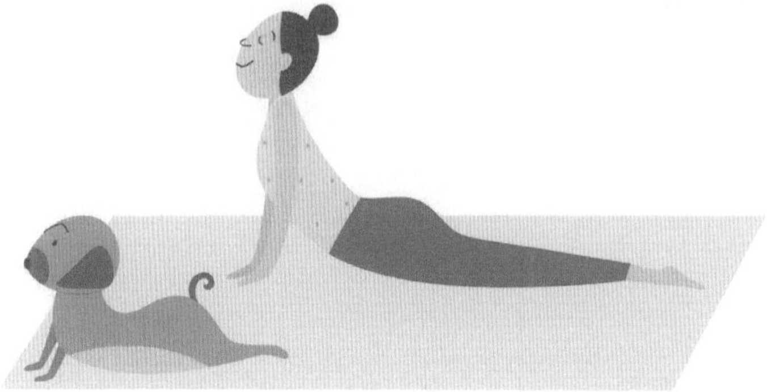

Durchführung Halter:

- Beginnen Sie in der Bauchlage und strecken Sie dabei Ihre Beine und Ihre Wirbelsäule aus. Aktivieren Sie außerdem Ihre gesamte Core-Muskulatur.
- Platzieren Sie Ihre Handflächen neben Ihrem Brustkorb auf der Matte und halten Sie Ihre Ellenbogen eng am Körper.
- Atmen Sie ein, drücken Sie beide Hände fest in den Boden und ziehen Sie sich leicht zurück, um sich auf die nächsten Schritte vorzubereiten.
- Atmen Sie aus.
- Mit der nächsten Einatmung strecken Sie Ihre Arme und heben Ihren Oberkörper und Ihre Beine (einschließlich der Knie) vom Boden ab. Drücken Sie Ihre Fußspannen in den Boden und beachten Sie dabei folgende Hinweise:
  - Ziehen Sie Ihr Steißbein zum Schambein und Ihr Schambein zum Bauchnabel. Dadurch sollte Ihre Core-Muskulatur aktiv sein, sodass Ihr Bauch nicht durchhängt und Ihr unterer Rücken nicht komprimiert wird.
  - Ziehen Sie Ihre Schulterblätter auseinander.
  - Aktivieren Sie Ihre Beinmuskulatur.
  - Lassen Sie Ihren Nacken lang und strecken Sie Ihre Kopfkrone in Richtung Himmel.
  - Achten Sie darauf, dass Ihre Ellenbogen nicht nach außen zeigen.
- Atmen Sie tief und entspannt.
- Schieben Sie anschließend Ihr Gesäß nach oben, um in die Position des herabschauenden Hundes zu gelangen.

Durchführung/Integration des Hundes:

- Aufgrund der zahlreichen positiven Vorteile dieser Haltung nehmen Dogis das Asana des heraufschauenden Hundes von ganz alleine ein. Dabei strecken sie ihren Oberkörper weit nach vorne und oben aus, wobei sich einige Hunde sogar so stark strecken, dass sie sich auf die Spitzen ihrer Hinterpfoten stellen. Einige Hunde führen die Haltung auch nur auf einem Bein aus.
- Um Ihren Hund in Position zu helfen, können Sie ihm ein Leckerli in Kniehöhe vor seine Nase halten.
- Alternativ kann sich Ihr Hund natürlich auch einfach nur neben oder auf Sie legen.

Achtung!
Wenn Sie unter akuten Rückenproblemen, insbesondere im unteren Rücken, an akuten Kopfschmerzen oder Handgelenkproblemen leiden oder schwanger sind, kann die Ausführung des Urdhva Mukha Svanasana kontraproduktiv sein.

Der herabschauende Hund

Der herabschauende Hund ist das Gegenstück zum heraufschauenden Hund und eine der bekanntesten und vielseitigsten Yoga-Übungen, die auch Adho Mukha Svanasana genannt wird. Auf der einen Seite dehnt und stärkt der herabschauende Hund Schultern, Arme und Beine, entspannt den Rücken, reduziert Steifigkeit in den Gelenken, regt die Nerven der Wirbelsäule an, baut Stress ab, kann Spannungskopfschmerz lindern, gegen Müdigkeit helfen und Osteoporose vorbeugen. Auf der anderen Seite steigert das Adho Mukha Svanasana das Durchhaltevermögen, wirkt ausgleichend und entspannend, erhöht das Selbstbewusstsein, hebt die Stimmung und aktiviert die Energien im gesamten Körper.

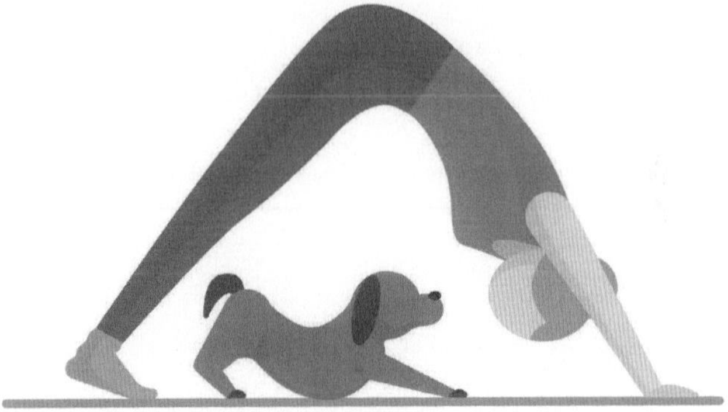

Seine zahlreichen körperlichen und geistigen Vorteile machen den herabschauenden Hund zu der perfekten Mischung aus Entspannung und Anspannung und zur idealen gemeinsamen Yoga-Pose für Sie und Ihren Vierbeiner.

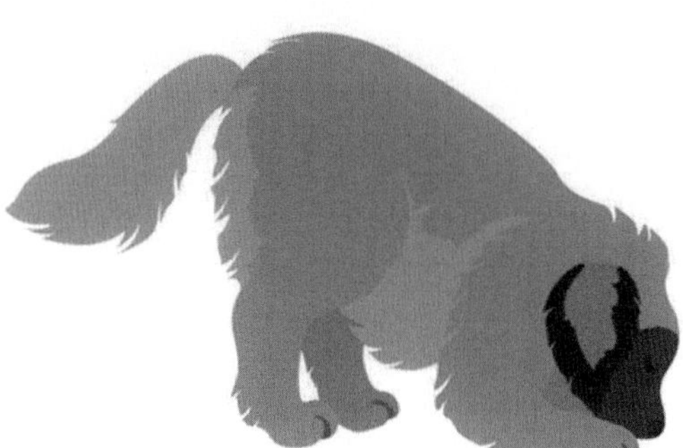

Durchführung Halter:

- Beginnen Sie in der Liegestützposition, setzen Sie Ihre Hände fest auf den Boden und schieben Sie Ihr Gesäß nach hinten und oben. Alternativ dazu können Sie sich auch in die Kindshaltung begeben, indem Sie sich auf Ihre Knie setzen und Ihre Hände weit nach vorne und schulterbreit auf die Matte legen. Drücken Sie dabei außerdem Ihr Gesäß mithilfe der Kraft Ihrer Arme nach oben und hinten.
- Schieben Sie Ihre Fersen aktiv nach unten und hinten und versuchen Sie, sie in Richtung des Bodens zu bringen.
- Falls die Dehnung in Ihren Beinrückseiten zu intensiv ist oder Unannehmlichkeiten im unteren Rücken auftreten, beugen Sie Ihre Knie.
- Achten Sie darauf, dass Ihre Schultern entspannt sind, und ziehen Sie Ihre Schulterblätter aktiv auseinander.
- Halten Sie Ihren Nacken entspannt und richten Sie Ihren Blick zwischen Ihre Füße.
- Verweilen Sie für einen Moment in dieser Position und konzentrieren Sie sich dabei bewusst auf Ihre Atmung.

Durchführung/Integration des Hundes:

- Der herabschauende Hund sollte sich für Ihren Vierbeiner sehr natürlich anfühlen, da Hunde diese Haltung oftmals einnehmen, wenn sie sich strecken, spielen möchten oder einen anderen Hund begrüßen.
- Beim herabschauenden Hund drückt Ihr Vierbeiner seine Vorderpfoten, seine Brust und seinen Kopf nach unten, während er seine Pfoten vollständig auf den Boden auflegt, seine Hinterbeine streckt und sein Gesäß in die Luft bringt.
- Veranschaulichen Sie Ihrem Hund am besten einmal, wie die Haltung aussieht, und arbeiten Sie gerne auch mit einem Leckerli vor seiner Schnauze am Boden, um ihm die Haltung besser zu verdeutlichen.
- Wenn Ihr Hund das Asana nicht einnimmt, kann er sich natürlich auch einfach nur unter Ihnen hinlegen oder hinsetzen und Sie können die gemeinsame Zeit genießen.

Achtung!
Wenn Sie unter dem Karpaltunnelsyndrom leiden, sollten Sie das Asana vorsichtig ausüben und Ihren Arzt fragen, wie stark Sie Ihre Hände und Handgelenke belasten dürfen. Bei hohem Blutdruck sowie bei erhöhtem Augeninnendruck (Glaukom) sollten Sie das Adho Mukha Svanasana auf keinen Fall durchführen. Schwangere, die sich im letzten Trimester befinden, müssen bei der Übungsausführung ebenfalls vorsichtig sein.

Die Achtpunkte-Stellung

Die Achtpunkte-Stellung, auch bekannt als Ashtanga Namaskara oder Knie-Brust-Stirn-Haltung, gehört zu den Asanas, die Sie gemeinsam mit Ihrem Hund ausführen können. Das Ashtanga Namaskara fördert die Flexibilität im unteren Rücken, dehnt den Nacken, kräftigt die Rücken-, Brust-, Arm- und Handgelenksmuskulatur, senkt den Blutdruck, stärkt das Nervensystem, die Durchblutung und das Herz-Kreislauf-System. Außerdem fördert die Knie-Brust-Stirn-Haltung die Konzentration, die Achtsamkeit und die Wahrneh-mungsfähigkeit, belebt, erdet und wirkt beruhigend.

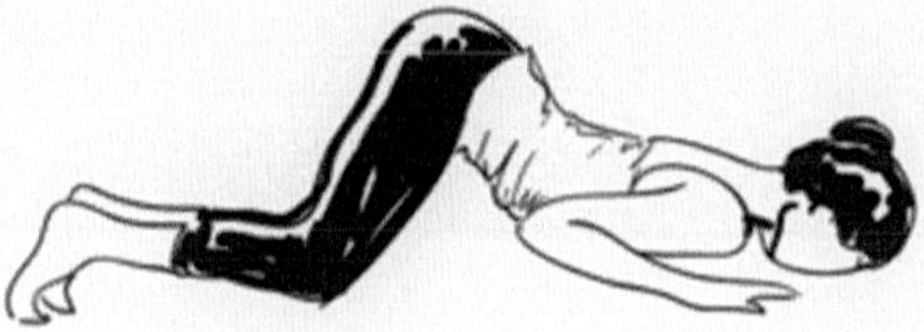

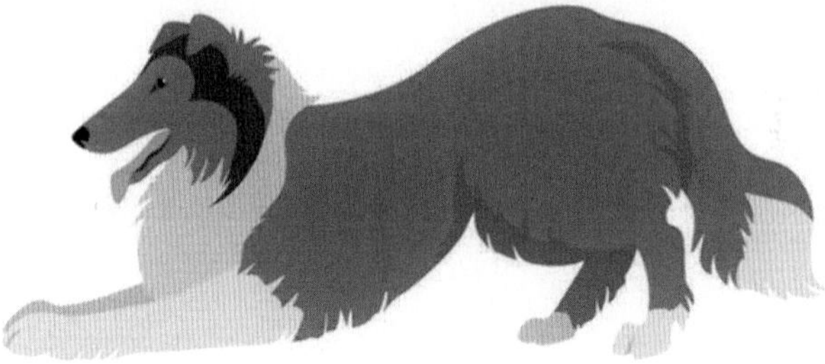

Durchführung Halter:

- Beginnen Sie in einem aufrechten und geraden Stand.
- Atmen Sie ein und heben Sie dabei Ihre Arme über Ihren Kopf.
- Legen Sie beide Handflächen aneinander.
- Atmen Sie aus und beugen Sie sich nach vorne, wobei Sie Ihre Hände zur Matte senken und diese neben Ihren Füßen ablegen.
- Im Zuge der nächsten Einatmung setzen Sie zuerst Ihr rechtes Bein und dann Ihr linkes Bein zurück, um in eine Liegestützposition zu kommen. Ihre Arme befinden sich dabei senkrecht zum Boden und Ihr Körper bildet eine gerade Linie.
- Beim Ausatmen lassen Sie Ihre Knie, Ihr Kinn und Ihre Brust zur Matte sinken, wobei Ihre Ellbogen eng am Körper bleiben.
- Atmen Sie ein und heben Sie Ihr Gesäß an, sodass Sie in ein leichtes Hohlkreuz kommen. Achten Sie darauf, Ihren Hals in Verlängerung der Wirbelsäule zu halten.
- Halten Sie das Asana für einige Atemzüge.

Durchführung/Integration des Hundes:

- Um das Ashtanga Namaskara zu imitieren, bringt Ihr Hund seinen Kopf und seine Brust Richtung Boden, behält sein Gesäß jedoch in der Luft. Halten Sie dafür ein Leckerli kurz über den Boden, um ihn dabei zu unterstützen, in die Haltung zu kommen.
- Alternativ kann sich Ihr Hund natürlich auch einfach nur neben Sie legen.

Achtung!
Wenn Sie unter Schmerzen oder Beschwerden im unteren Rücken oder in den Knien leiden, schwanger sind oder gerade erst entbunden haben, verzichten Sie auf die Ausführung des Ashtanga Namaskara.

Meditation

Im Gegensatz zu Menschen benötigen Dogis keine formale Unterweisung in der Meditation, da Hunde natürliche Mediatoren sind, die sich ständig in einem Zustand des Bewusstseins befinden und in jedem Moment präsent und bereit sind, loszulassen. Nichtsdestotrotz verfolgen viele Dogis Techniken, die ihnen helfen, den meditativen Zustand zu erreichen.

Gehmeditation

Die Gehmeditation stammt ursprünglich aus dem Yoga und kombiniert Bewegung, bewusste Atmung und die Gassirunde miteinander. Sie wirkt sich positiv auf die Gehirnaktivität, den Puls, den Muskeltonus, die Sehfähigkeit und auf die Gefühle aus. Außerdem unterstützt die Gehmeditation den Stressabbau, steigert die Konzentrationsfähigkeit, hilft bei Akzeptanz und beim Loslassen und macht Sie widerstandsfähiger. Ihre neu gewonnene Ruhe, Gelassenheit und Ausgeglichenheit werden sich dabei auf Ihren Hund übertragen und der gemeinsame Spaziergang stärkt Ihr Vertrauensverhältnis zueinander und Ihre Bindung.

Durchführung:

- Starten Sie den Spaziergang, indem Sie Ihrem Hund die Möglichkeit geben, seinen Freiraum zu nutzen, zu schnüffeln und seine Bedürfnisse zu erledigen. Ein kurzes Freispiel ist ebenfalls möglich, besonders wenn mehr als ein Hund dabei ist und es die Situation erlaubt, sie von der Leine zu lassen.
- Rufen Sie Ihren Hund dann zu sich, um seine Aufmerksamkeit zu bekommen. Beginnen Sie nun damit, in langsamer Geschwindigkeit zu gehen. Ihr Hund geht dabei im Schritt mit Ihnen. Wenn er nach vorne drängt oder zurückfällt, nehmen Sie sich vor, das Fußgehen noch ein wenig mehr zu üben, da Ihr Hund lernen soll, dass Sie ihm das Tempo vorgeben und nicht er Ihnen.
- Wenn Sie das Gefühl haben, dass Sie sich gut aufeinander abgestimmt bewegen, richten Sie Ihre Aufmerksamkeit auf sich selbst und Ihren Atem. Atmen Sie einige Atemzüge tief ein und seien Sie sich der Gerüche in Ihrer Umgebung bewusst. Wenn es Ihnen leichtfällt, Ihren Atemrhythmus zu halten, zählen Sie nun Ihre nächsten zwölf Atemzüge, während Sie gleichmäßig und langsam weiterlaufen.
- Stellen Sie sicher, dass Ihre Einatmung genauso lange dauert wie Ihre Ausatmung – genau vier Schritte lang. Achten Sie außerdem darauf, tief in Ihren Bauch zu atmen und nicht nur in Ihren Brustbereich. Zählen Sie gedanklich bewusst mit. Während des Ausatmens sollte die gesamte eingeatmete Luft vollständig aus Ihrem Körper entweichen.
- Nach zwölf Atemzügen bleiben Sie stehen und schließen Ihre Augen. Spüren Sie eine Weile nach und nehmen Sie wahr, wie auch Ihr Vierbeiner sich während der Gehmeditation entspannt hat.

Die Kindshaltung

Die Kindshaltung, die auch als Balasana bekannt ist, ist genauso wie die Totenhaltung ein wundervolles Entspannungsasana, das Sie gemeinsam mit Ihrem Hund ausführen können. Das Balasana dehnt Oberschenkel, Fesseln, Hüften, Wirbelsäule und den unteren Rücken, fördert die richtige Atmung, die Durchblutung und die Verdauung, löst Spannungen und Schmerzen in den Schultern, dem Nacken und im Rücken, aktiviert und massiert die inneren Organe und beruhigt den Körper. Außerdem hilft die Kindshaltung, Erschöpfung, Anspannung und Stress zu lindern, den Atem zu lenken, die Lebensenergie (Prana) anzuregen und den Geist und die Nerven zu beruhigen.

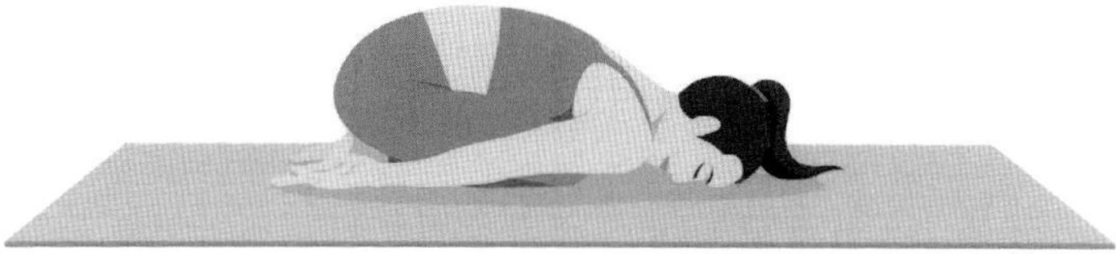

Durchführung Halter:

- Setzen Sie sich mit geschlossenen Knien und Füßen in den Fersensitz.
- Beugen Sie sich im Zuge der nächsten Ausatmung nach vorne und legen Sie Ihre Stirn vor Ihren Knien auf dem Boden ab.
- Legen Sie Ihre Arme neben Ihren Körper, wobei Ihre Handflächen nach oben zeigen, damit Ihre Schultern und Ihre Schlüsselbeine zum Boden sinken können und Ihre Schulterblätter zur selben Zeit voneinander wegziehen.
- Falls diese Position im Nacken unbequem für Sie sein sollte oder Sie mit Ihrem Kopf nicht den Boden berühren können, können Sie Ihren Kopf alternativ auch auf einem Kissen ablegen.
- Lenken Sie Ihre Aufmerksamkeit nun vollständig auf Ihren Atem und atmen Sie mit der Ujjayi-Technik (Kapitel „Atemübungen für den Hund") weiter. Verweilen Sie für mindestens 30 Sekunden in dieser Haltung.

Durchführung/Integration des Hundes:

- Hunde kommen jeden Tag mehrere Male in die Kindshaltung. Dafür senken sie ihre Hinterbeine, setzen sich auf diese und stützen sich mit ihren Vorderpfoten am Boden ab, bevor sie ihr Kinn ebenfalls am Boden ablegen. In der Regel wird es Ihrem Vierbeiner überhaupt nicht schwerfallen, in die Haltung zu kommen. Sie können ihm aber natürlich über das Kommando „Platz" dazu verhelfen.
- Als Alternative kann Sie Ihr Hund bei der Kindshaltung auch als Zusatzgewicht unterstützen. Nehmen Sie dafür einfach selbst das Asana ein und weisen Sie Ihren Hund dazu an, auf Ihren Rücken zu springen.

Achtung!
Wenn Sie unter Bluthochdruck, Knieverletzungen, Durchfall oder akuten Entzündungen im Hüftgelenk oder dem Bauchraum leiden, verzichten Sie auf die Ausführung der Kindshaltung. Falls Sie schwanger sind, öffnen Sie Ihre Beine bei Übungsausführung, um weniger Druck auf Ihren Bauch auszuüben.

Die Totenhaltung

Die Totenhaltung, die auch als Shavasana bekannt ist, ist die ideale Meditationspose für Sie und Ihren Hund. Beim Shavasana liegen Sie gemeinsam mit Ihrem Vierbeiner bewegungslos auf dem Rücken und versuchen, tief zu entspannen. Dabei ist es gar nicht immer so leicht, die eigenen Gedanken ruhig zu halten. Die Tiefenentspannung durch das Shavasana tut nicht nur dem Körper, sondern auch dem Geist gut. Sie beruhigt Atem, Herzschlag und Geist, baut Stress ab und schüttet zur selben Zeit Glückshormone aus. Außerdem stärkt die Totenhaltung das Immunsystem, beruhigt den Kreislauf, fördert Heilungsprozesse und kann sowohl bei Schlaflosigkeit als auch bei Migräne helfen.

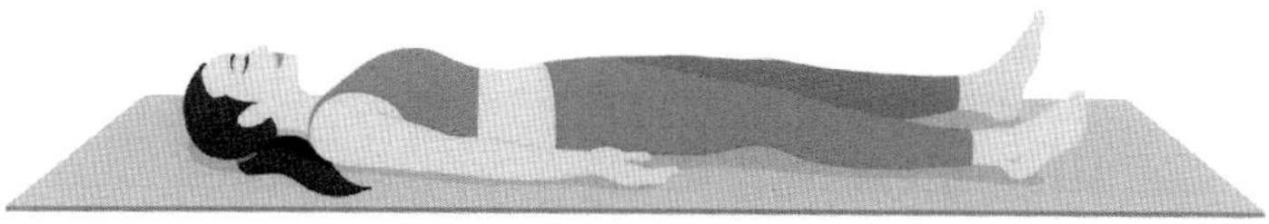

Durchführung Halter:

- Legen Sie sich in Rückenlage hin und konzentrieren Sie sich vollkommen auf Ihren Atem.
- Positionieren Sie Ihre Arme neben Ihrem Körper, wobei Ihre Handinnenflächen nach oben zeigen.
- Platzieren Sie Ihre Füße etwas auseinander und lassen Sie Ihre Zehen ganz natürlich nach außen fallen.
- Verweilen Sie einige Atemzüge, in tiefer Entspannung, in diesem Asana.

Durchführung/Integration des Hundes:

- Da die Totenstellung die perfekte Abschlussübung jeder Yogapraxis ist, bietet es sich an, Ihren Hund mit in das Asana einzubeziehen, indem Sie ihn auf Ihren Brust- und Bauchbereich legen und mit sanften und gleichmäßigen Bewegungen über seinen Körper streicheln.

PARTNERÜBUNGEN FÜR FLEXIBILITÄT UND GLEICHGEWICHT

Partnerübungen im Doga bieten Ihnen nicht nur die wundervolle Möglichkeit, die Bindung zwischen Ihnen und Ihrem Hund zu vertiefen, sondern fördern gleichzeitig auch die Flexibilität und das Gleichgewicht von Ihnen und Ihrem Vierbeiner. Die unterschiedlichen Stellungen und Positionen erfordern eine breite Palette von Bewegungen, die sowohl die Gelenke Ihres Hundes als auch Ihre eigenen Muskeln dehnen und mobilisieren. Das gemeinsame Dehnen und Strecken tragen außerdem dazu bei, die Muskelflexibilität zu verbessern und die Beweglichkeit der Gelenke zu fördern.

Parallel dazu bieten Ihnen die Partnerübungen in diesem Kapitel eine hervorragende Gelegenheit, Ihr Gleichgewicht zu schulen, da Sie und Ihr Hund Ihren Körper in verschiedenen Positionen stabilisieren und ausbalancieren müssen. Diese Herausforderung fördert dabei nicht nur die Koordination von Ihnen und Ihrem Vierbeiner, sondern stärkt auch Ihre Muskulatur. Während Ihrer gemeinsamen Bewegungen und dem gemeinsamen Atmen lernen Sie, sich auf die subtilen Signale und Bewegungen des jeweils anderen einzustellen. Diese wechselseitige Anpassungsfähigkeit stärkt dabei nicht nur die Kommunikation, sondern vertieft auch das Vertrauensverhältnis zwischen Ihnen und Ihrem Hund. Damit schaffen die dynamischen Übungen nicht nur eine einzigartige Verbindung zwischen Ihnen und Ihrem Hund, sondern bringen darüber hinaus auch eine Vielzahl an Vorteilen für Ihre körperliche und die geistige Gesundheit mit sich.

Auf welche Art und Weise Sie Ihren Hund in die jeweiligen Übungen dieses Kapitels aktiv einbinden können, erfahren Sie wieder im entsprechenden Abschnitt. Genau wie bei den Partnerübungen zur Stärkung Ihrer Bindung ist es auch an dieser Stelle wichtig, die Körpersprache Ihres Hundes während des Dogas aufmerksam zu beobachten. Nur auf diese Weise können Sie feststellen, ob er bestimmte Haltungen oder Techniken nicht ausführen möchte oder sollte. Jeder Vierbeiner ist individuell und nicht alle Übungen sind für jeden Hund gleich gut geeignet. Wenn Sie sich unsicher sind, konsultieren Sie immer einen erfahrenen Hundetrainer oder einen Tierarzt, um sicherzugehen, dass die Haltungen und Bewegungen sicher und angemessen für Ihren Vierbeiner sind.

Leidet Ihr Hund zusätzlich an Beschwerden oder Vorerkrankungen, suchen Sie auch vor Durchführung der Übungen dieses Kapitels einen Tierarzt auf. Zur Erinnerung: Widerstand oder Rückzug, die Vermeidung des Blickkontakts, Gähnen, Lecken oder andere Stresssignale (z. B. häufiges Kratzen oder Schütteln), Zeichen von Schmerzen oder Unwohlsein (z. B. Unbehagen, Zittern, Hinken, ungewöhnliches Hecheln), Desinteresse oder Ablenkung sowie ein verändertes Verhalten nach der Übung sind eindeutige Anzeichen dafür, dass Ihr Hund die Übung nicht ausführen möchte oder sollte. Respektieren Sie in jedem Fall immer die Grenzen Ihres Vierbeiners und passen Sie Ihre Doga-

Praxis an seine Bedürfnisse entsprechend an, um eine positive und unvergessliche Zeit zu haben.

Darüber hinaus gilt für Sie: Wenn Ihnen ein Asana Schmerzen bereitet, kontrollieren Sie zunächst die Richtigkeit Ihrer Ausführung. Sollten die Schmerzen weiterhin bestehen, hören Sie auf, die jeweilige Übung zu praktizieren.

Die Kobra

Die Kobra, auch als Bhujangasana bekannt, ist eine der anmutigsten Positionen im Yoga und erinnert, aufgrund ihrer Ausführung, tatsächlich an eine Schlange, die ihren Kopf anmutig und stolz in die Luft reckt, um Gefahren frühzeitig wittern zu können. Auf körperlicher Ebene stärkt die Kobra den großen Rückenmuskel, lindert Rückenschmerzen, wirkt einem Rundrücken entgegen, stärkt die Brust- und Armmuskulatur, aktiviert Leber und Nieren, fördert die Verdauung, dehnt die Oberkörpervorderseite und den Hüftbeuger, harmonisiert die Geschlechtsorgane und fördert die Flexibilität.

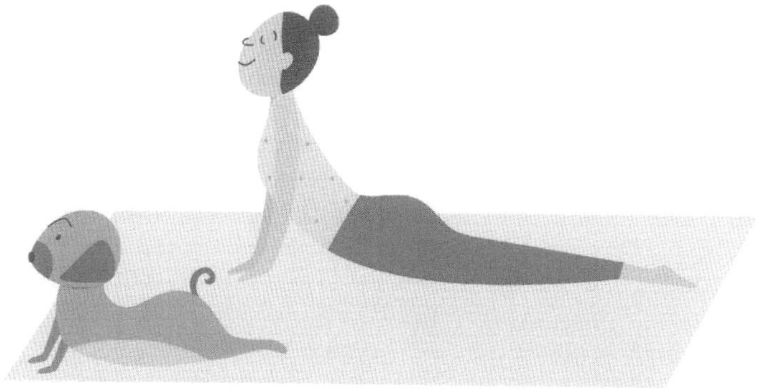

Auf geistiger und energetischer Ebene lindert das Bhujangasana Furcht, stärkt das Selbstbewusstsein, wirkt stimmungsfördernd, baut Stress ab und erhöht die Konzentrationsfähigkeit.

Durchführung Halter:

- Legen Sie sich in Bauchlage hin und platzieren Sie Ihre Hände mit den Handinnenflächen auf Schulterhöhe, wobei Ihre Ellenbogen nach hinten oben zeigen.
- Atmen Sie ein, heben Sie zunächst Ihre Stirn vom Boden und atmen Sie aus.
- Mit der nächsten Einatmung heben Sie Ihren Oberkörper an und ziehen Ihre Kraft dabei aus Ihrer unteren Rückenmuskulatur.
- Lassen Sie Ihr Becken beim Ausatmen Richtung Boden sinken und pressen Sie Ihr Schambein fest in den Boden. Ziehen Sie Ihre Schultern gleichzeitig nach hinten unten und halten Sie dabei Ihre Beinmuskulatur und Ihr Gesäß locker.
- Wenn Sie die Haltung intensivieren möchten, drücken Sie Ihre Arme beim Einatmen durch. Richten Sie Ihren Blick zur Stirn, achten Sie dabei jedoch darauf, Ihren Nacken lang zu lassen, um keinen Stress auf die Halswirbelsäule auszuüben.
- Halten Sie die Position für mindestens sieben Atemzüge.
- Gehen Sie zum Auflösen des Asanas in umgekehrter Reihenfolge vor und legen Sie Ihre Stirn wieder entspannt am Boden ab.

Durchführung/Integration des Hundes:

- Für die Kobra legt sich Ihr Hund zunächst auf den Bauch, legt sein Kinn am Boden ab und streckt seine Vorderpfoten aus, bevor er dann seinen Kopf nach oben und hinten anhebt und streckt.
- Sie können Ihrem Hund in das Asana helfen, indem Sie ihm zuerst den Befehl „Platz" geben, sich hinter bzw. über ihn begeben und seinen Kopf dann mithilfe von Blickkontakt und einem Leckerli in die entsprechende Richtung lotsen.
- Alternativ kann Ihr Hund natürlich auch einfach nur neben Ihnen liegen, während nur Sie das Asana ausführen.

Achtung!
Wenn Sie unter einem zu hohen Blutdruck, einer Schilddrüsenüberfunktion, unter akutem Asthma, einem akuten Bandscheibenvorfall oder unter anderen Rückenverletzungen/-beschwerden leiden oder schwanger sind, verzichten Sie auf die Ausführung der Kobra.

Die Berghaltung

Die Berghaltung bzw. das Tadasana ist die Grundhaltung der stehenden Asanas und eine wichtige Yogaübung, mit der Sie nicht nur Ihre eigene Haltung verbessern können, sondern mit der auch die Haltung Ihres Hundes verbessert werden kann. Darüber hinaus kräftigt die Berghaltung Oberschenkel, Rücken, Beine, Knie und Fesseln (Übergang von der Wade zur Knöchelregion), fördert die Bauch- und Gesäßmuskulatur, reguliert das Nerven- und Atemsystem, hilft beim Lösen von Verstopfungen und trainiert die tieferliegenden Fußmuskeln, was nicht nur Ihre Fußstellung positiv beeinflusst, sondern Ihre gesamte körperliche Haltung. Außerdem stärkt das Tadasana die Konzentrationsfähigkeit, den Fokus und das Selbstbewusstsein, sorgt für Ruhe und Gelassenheit, harmonisiert, erdet und fördert das mentale Gleichgewicht.

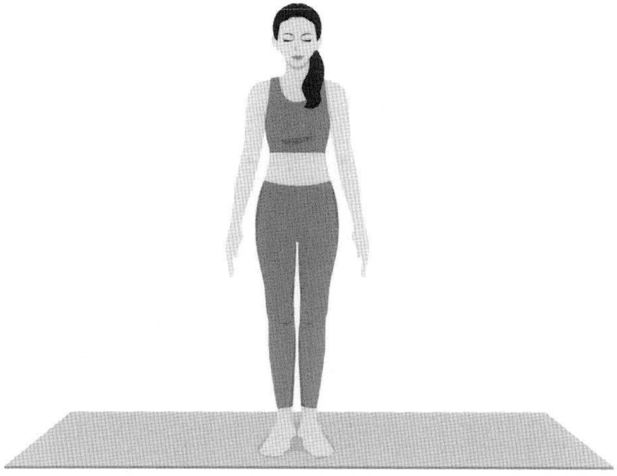

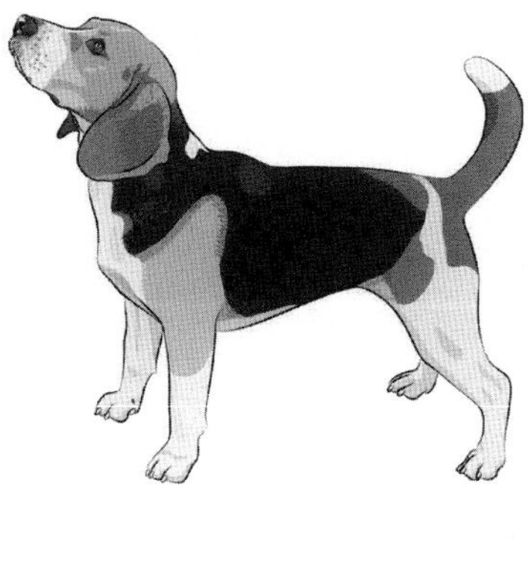

Durchführung Halter:

- Stellen Sie sich aufrecht mit geschlossenen Füßen hin, sodass sich Fersen und Zehen berühren. Ihre Zehen sind dabei flach auf dem Boden ausgestreckt, wobei die Hauptbelastung auf drei Punkten ruht: der Ferse, dem Ballen des großen Zehs und dem Ballen des kleinen Zehs. Das Fußgewölbe sollte sich dazwischen in einem Bogen aufspannen.
- Halten Sie Ihre Knie durchgedrückt und ziehen Sie Ihre Kniescheibe nach oben, um das empfindliche Gelenk zu schonen und zu stabilisieren.
- Spannen Sie Ihre Hüftmuskulatur an.
- Achten Sie darauf, dass sich Ihre Zehen nicht in den Boden krallen und dass Sie Ihr Gewicht gleichmäßig verteilen.
- Ziehen Sie Ihren Bauch ein, bringen Sie Ihre Brust nach vorne und strecken Sie gleichzeitig Ihre Wirbelsäule. Ihr Nacken bleibt gerade und Ihre Arme liegen an Ihren Seiten an.

Durchführung/Integration des Hundes:

- Ihr Hund kann die Berghaltung ganz einfach imitieren, indem er einen aufrechten Stand auf seinen vier Pfoten einnimmt und seinen Kopf anhebt. Dabei können Sie ihn unterstützen, indem Sie aktiv den Blickkontakt zu ihm suchen.
- Alternativ kann sich Ihr Hund natürlich auch einfach nur neben Ihnen hinlegen.

Achtung!
Wenn Sie unter niedrigem Blutdruck, Kopfschmerzen oder Schlaflosigkeit leiden, verzichten Sie auf die Berghaltung. Neigen Sie zu einer Überstreckung des Knies, stellen Sie bei Übungsausführung sicher, dass Ihre Kniescheiben nach oben gezogen sind und Sie dadurch Ihr Gelenk schonen. Wenn Sie schwanger sind, kann die Ausführung des Tadasanas angenehmer für Sie sein, wenn Sie Ihre Beine ein wenig breiter aufstellen.

Tipp:
Die Berghaltung ist der Beginn und gleichzeitig das Ende aller stehenden Asanas.

Der Stuhl

Der Stuhl, auch als Utkatasana bekannt, hat nichts mit einer entspannten und gemütlichen Haltung zu tun, sondern ist vielmehr ein intensives und kraftvolles Asana, das Sie gemeinsam mit Ihrem Hund ausführen können. Das Utkatasana kräftigt die Wirbelsäule, die Oberschenkel, die Waden, die Fesseln (Übergang von der Wade zur Knöchelregion) und die Hüfte, streckt die Brust und die Schultern, stimuliert das Herz, die Bauchorgane und das Zwerchfell, fördert das Gleichgewicht, stabilisiert die Knie, energetisiert und belebt. Außerdem fördert der Stuhl das Durchhaltevermögen und die Entschlossenheit und bringt Fokus in die Gedanken.

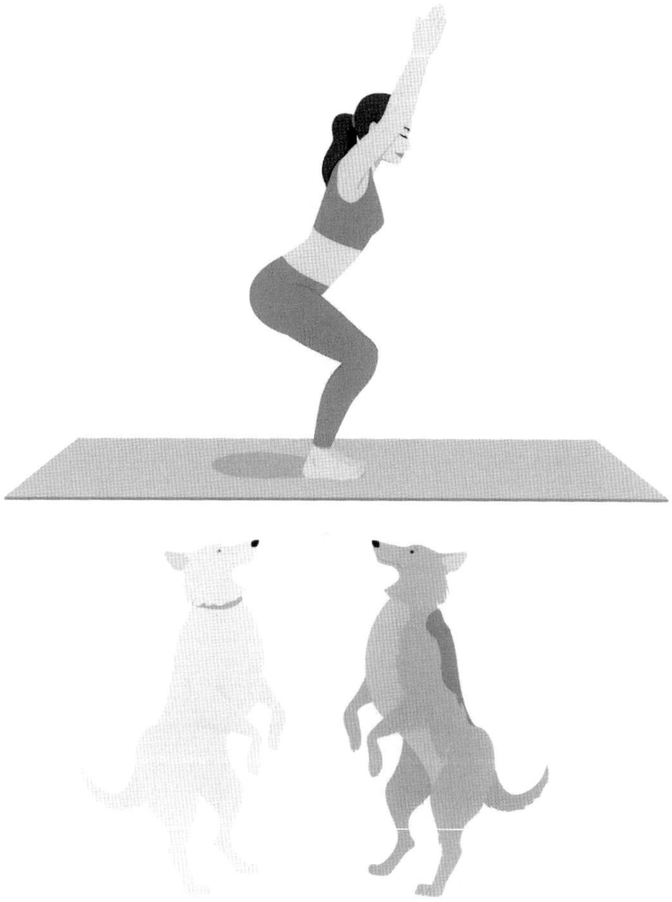

Durchführung Halter:

- Beginnen Sie in der Berghaltung.
- Atmen Sie ein und heben Sie Ihre gestreckten Arme über Ihren Kopf, wobei Ihre Handflächen zueinander zeigen.
- Atmen Sie aus und beugen Sie dabei Ihre Knie, sodass Ihre Oberschenkel nahezu parallel zum Boden sind. Ihre Beine bleiben parallel zueinander, während Sie Ihr Gewicht in Ihre Fersen verlagern.
- Strecken Sie Ihren Oberkörper in die Länge, wobei Ihre Arme die Verlängerung Ihres Oberkörpers bilden. Stellen Sie sicher, dass Ihre Schulterblätter trotzdem zum Boden ziehen und Ihr Becken leicht nach hinten gekippt ist, um die natürliche Krümmung Ihrer Wirbelsäule leicht auszugleichen. Hierbei könnten Sie eine leichte Dehnung in Ihrem unteren Rücken verspüren.
- Halten Sie diese Position für mindestens fünf Atemzüge.

Durchführung/Integration des Hundes:

- Hunde nehmen das Utkatasana permanent in ihrem Alltag ein, wenn sie zum Beispiel jemanden grüßen oder Aufmerksamkeit suchen. Dafür verlagert Ihr Hund sein Gewicht auf die Hinterpfoten und hebt seine Vorderpfoten an. Bei diesem Schritt können Sie Ihrem Hund super behilflich sein und seine Vorderpfoten halten, um ihm Stabilität zu gewährleisten. Anschließend kann er sich dann sogar tiefer in seinen Unterkörper senken lassen. Außerdem dient die Rute Ihres Hundes beim Stuhl-Asana als Gegengewicht.
- Alternativ kann sich Ihr Hund natürlich auch einfach nur neben Ihnen hinlegen.

Achtung!
Wenn Sie unter akuten oder chronischen Verletzungen der Knie, Knöchel, Hüfte und deren Bänder und Sehen leiden, verzichten Sie auf die Durchführung des Utkatasanas. Leiden Sie unter Schlaflosigkeit, Kopfschmerzen oder unter niedrigem Blutdruck, ist bei diesem Asana grundsätzlich Vorsicht geboten, und bei Nackenschmerzen und Schwindel ist es wichtig, einen geraden und fokussierten Blick bei Übungsausführung zu haben.

Krieger II

Das Virabhadrasana, das auch Krieger II genannt wird, bedeutet tatsächlich eigentlich so viel wie Haltung des guten Helden und ist die zweite der drei klassischen Virabhadrasana-Übungen, die sich ideal eignet, um sie mit Ihrem Hund nachzuahmen. Der Krieger II stärkt nicht nur die Schultern, Arme, Oberschenkel- und Gesäßmuskulatur, sondern öffnet auch den Brustraum und die Lunge, dehnt die Leisten, lindert Krämpfe in Schenkeln und Waden und regt die Verdauung an. Darüber hinaus stärkt das Virabhadrasana den Mut und die geistige Kraft, erhöht das Selbstbewusstsein, steigert die Konzentrationsfähigkeit, stabilisiert den Geist und wirkt erdend sowie harmonisierend.

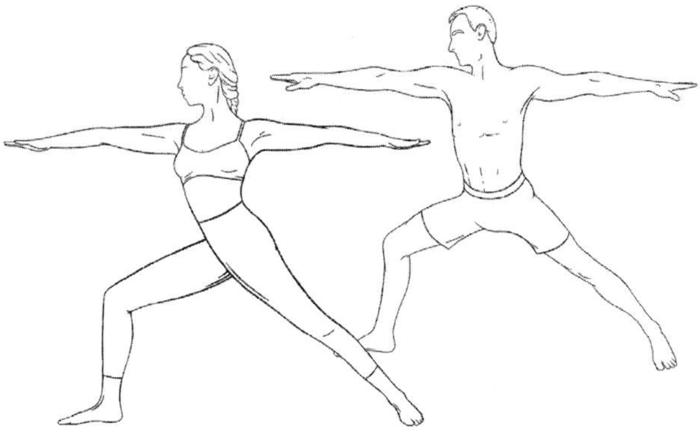

Durchführung Halter:

- Beginnen Sie in der Berghaltung.
- Atmen Sie ein und setzen Sie Ihren rechten Fuß nach hinten.
- Drehen Sie Ihren rechten Fuß nun um 45 Grad nach außen.
- Ihre Fersen befinden sich auf einer Linie.
- Atmen Sie aus und beugen Sie das linke Bein, wobei Ihr Kniegelenk über Ihrem Fußgelenk positioniert sein sollte.
- Aktivieren Sie Ihre Core-Muskulatur und kippen Sie Ihr Becken leicht nach innen, um ein Hohlkreuz zu vermeiden. Stellen Sie außerdem sicher, dass Ihre Hüfte parallel zum Boden bleibt.
- Strecken Sie Ihre Arme zur Seite aus und schauen Sie über Ihren linken Arm nach vorne, während Sie Ihre Schultern entspannt sinken lassen.
- Halten Sie das Asana für einige Atemzüge, bevor Sie es auf der anderen Seite ausführen.

Durchführung/Integration des Hundes:

- Ihr Hund kann das Virabhadrasana ganz einfach imitieren, indem er zunächst einen aufrechten Stand auf seinen Pfoten einnimmt und anschließend eine Pfote anhebt. Sie können ihn an diese Position heranführen, indem Sie das Signal „Pfötchen geben“ zur Veranschaulichung nutzen.
- Alternativ kann sich Ihr Hund natürlich auch einfach nur vor Ihnen hinlegen und Sie bei der Ausführung beobachten.

Achtung!
Wenn Sie unter akutem Durchfall leiden, sollten Sie auf die Ausführung des Kriegers II verzichten und bei Bluthochdruck die Durchführung im Vorfeld lieber mit einem Arzt absprechen.

Das Dreieck

Das Dreieck bzw. das Utthita Trikonasana ist fester Bestandteil fast jeder Yogastunde und die ideale Übung, die Sie gemeinsam mit Ihrem Hund durchführen können, um sich gemeinsam zu dehnen, gleichzeitig zu atmen und zu bewegen und Ihre Balance zu schulen. Das Utthita Trikonasana stärkt Ihre Hüft- und Beckenmuskulatur, dehnt und kräftigt die gesamte Bein- und Fußmuskulatur sowie den Nacken- und den Schulterbereich und die Flanken, öffnet und weitet die Brust, verbessert die Beweglichkeit der Wirbelsäule und hat positive Auswirkungen auf das Verdauungssystem.

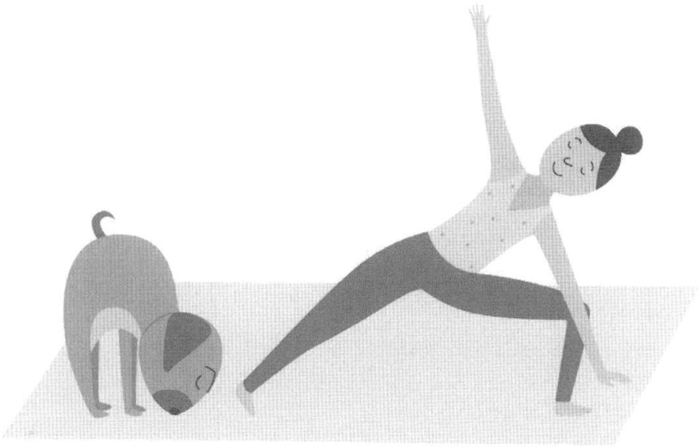

Darüber hinaus verbessert das Dreieck den Gleichgewichtssinn und die Atmung, wirkt erdend und fokussierend und wirkt sich positiv auf die Flexibilität, die Bodenständigkeit und die Vitalität aus.

Durchführung Halter:

- Beginnen Sie in der Berghaltung und achten Sie darauf, einen aufrechten Stand einzunehmen, indem Sie Ihre Füße aneinanderstellen und sich Ihre Fersen und Zehen berühren.
- Atmen Sie tief ein und öffnen Sie Ihre Beine seitlich, indem Sie einen Ausfallschritt oder einen Sprung machen. Der Abstand Ihrer Beine sollte dabei etwa einer Beinlänge entsprechen. Strecken Sie Ihre Arme parallel zur Matte in Schulterhöhe aus, wobei Ihre Handflächen nach unten zeigen.
- Drehen Sie Ihren rechten Fuß um 90 Grad nach rechts. Dabei ist auch Ihr linker Fuß leicht nach rechts gedreht. Stellen Sie sicher, dass Ihr vorderer Fuß in einer Linie mit der Mitte Ihres hinteren Fußes steht.
- Beim Ausatmen neigen Sie Ihren Rumpf seitlich nach rechts und lassen Ihr Knie durchgestreckt.
- Platzieren Sie Ihre rechte Hand am Schienbein, wobei Sie Ihre Handaußenfläche leicht gegen Ihr Schienbein drücken können, um mehr Stabilität zu erhalten. Alternativ können Sie den großen Zeh Ihres rechten Fußes auch mit Zeigefinger und Daumen umfassen. Wenn Sie sehr flexibel sind, können Sie Ihre Hand zudem außen neben Ihrem rechten Fußknöchel flach am Boden ablegen. Achten Sie dabei darauf, dass Ihre Beine aktiv und gestreckt sind und Ihre Beine, Ihr Becken und Ihr Oberkörper gerade ausgerichtet sind. Heben Sie Ihr Brustbein an, strecken Sie Ihren Rücken und spannen Sie Ihre Gesäßmuskeln an.
- Strecken Sie nun Ihren linken Arm nach oben, sodass Ihre linke Schulter über der rechten liegt. Ihr Blick wandert dabei zum Daumen Ihrer linken Hand.
- Halten Sie Ihren Nacken gerade in Verlängerung Ihrer Wirbelsäule und verweilen Sie für einige tiefe Atemzüge in dieser Position.
- Um das Asana zu verlassen, senken Sie Ihren Blick nach unten zu Ihrem rechten Fuß, lösen Ihre rechte Hand vom Boden, drücken Ihre Füße fest in die Matte und richten sich dann mit Ihren gestreckten Armen zur Seite auf.
- Drehen Sie Ihre Füße parallel zurück zum seitlichen Rand der Matte, bevor Sie Ihren linken Fuß 90 Grad nach links drehen und das Dreieck dann auf Ihrer linken Körperseite wiederholen

Durchführung/Integration des Hundes:

- Beim Dreieck platziert Ihr Hund seine Pfoten am Boden und hebt dann eine Pfote nach Wahl an, die er so weit wie möglich nach oben bringt. Um Ihrem Hund in die Haltung zu helfen, können Sie ihn mit einem Leckerli anleiten.
- Alternativ kann sich Ihr Hund natürlich auch einfach nur neben Ihnen hinlegen und die gemeinsame Zeit genießen.

Die Nasenarbeit

Die Nasenarbeit ist eine Atemübung für Sie und Ihren Hund, die dazu beiträgt, die Verbindung zu Ihrem Vierbeiner zu stärken. Sie unterstützt Sie dabei, einen gemeinsamen Atemrhythmus zu finden, und fördert darüber hinaus auch die Konzentration Ihres Hundes sowie Ihre Gelassenheit.

Durchführung:

- Rufen Sie Ihren Hund zunächst zu sich.
- Lassen Sie ihn an einem Leckerli oder an einem seiner Lieblingsspielzeuge schnüffeln.
- Während Ihr Hund die Nasenarbeit übernimmt, atmen Sie bewusst ein und aus. Ihr Atemrhythmus wird sich dabei automatisch auf Ihren Vierbeiner übertragen.

Die Balanceübung

Die Balanceübung fördert nicht nur Ihr Gleichgewicht und Ihre Stabilität, sondern auch die Ihres Hundes. Zur selben Zeit verstärkt die Übung Ihre gemeinsame Bindung und verdeutlicht Ihrem Hund, dass er sich bei Ihnen sicher fühlen kann.

Durchführung:

- Stellen Sie sich auf ein Bein und heben Sie das andere Bein leicht vom Boden ab.
- Rufen Sie Ihren Hund zu sich und strecken Sie Ihre Arme nach vorne aus, damit er seine Vorderpfoten darauf ablegen kann.
- Ihr Hund wird nun versuchen, sein Gleichgewicht zu halten, während Sie selbst versuchen, Ihre eigene Balance nicht zu verlieren.
- Halten Sie die Position für einige Atemzüge und wechseln Sie anschließend das Bein.

Partnerübungen für Vertrauen und Sicherheit

Neben der Stärkung der Bindung und der Förderung von Flexibilität und Gleichgewicht können Partnerübungen im Hundeyoga auch ein hervorragendes Mittel sein, um das Vertrauen und die Sicherheit zwischen Ihnen und Ihrem Hund zu stärken. Während Sie und Ihr Vierbeiner gemeinsam unterschiedliche Positionen einnehmen und Bewegungen teilen, entsteht ein tiefgreifendes Verständnis füreinander. Ihr Hund lernt, dass er sich auf Sie verlassen kann, während Sie die Verantwortung für sein Wohlbefinden übernehmen. Diese einzigartige Form der Interaktion stärkt das Vertrauensverhältnis zwischen Ihnen und Ihrem Hund auf eine ganz besondere Weise.

Gleichzeitig wird das Gefühl der Sicherheit ebenfalls maßgeblich durch Partnerübungen im Hundeyoga gefördert. Indem Sie Ihren Hund in verschiedenen Positionen stützen und unterstützen, vermitteln Sie ihm ein Gefühl von Sicherheit und Geborgenheit – selbst in ungewohnten Situationen. Ihre Anwesenheit und Ihre Hilfestellungen vermitteln Ihrem Hund das Gefühl, dass er in Ihrer Nähe geschützt ist. Damit schafft das gemeinsame Erleben von Yogaübungen und der körperlichen Nähe, die Sie dabei untereinander austauschen, eine Vertrauensumgebung, in der sich Ihr Vierbeiner entspannen und sich auf Ihre Anweisungen einlassen kann. Dies trägt wiederum dazu bei, Unsicherheiten abzubauen und eine positive Verknüpfung mit gemeinsamen Aktivitäten herzustellen.

Wie Sie Ihren Hund wieder aktiv in die Partnerübungen dieses Kapitels einbinden, erfahren Sie erneut im entsprechenden Abschnitt. Genau wie bei den Partnerübungen zur Stärkung Ihrer Bindung und für Flexibilität und Gleichgewicht ist es auch an dieser Stelle entscheidend, dass Sie Ihren Hund während des Dogas aufmerksam beobachten und seine Körpersprache verstehen. Nur so können Sie feststellen, ob er bestimmte Haltungen oder Techniken nicht ausführen möchte oder sollte. Jeder Vierbeiner ist individuell und nicht alle Übungen sind für jeden Hund gleich gut geeignet. Sind Sie sich unsicher, konsultieren Sie immer einen erfahrenen Hundetrainer oder suchen Sie einen Tierarzt auf.

Sollte Ihr Hund darüber hinaus an Beschwerden oder Vorerkrankungen leiden, suchen Sie auch vor Durchführung der Übungen dieses Kapitels einen Tierarzt auf. Zur Erinnerung: Widerstand oder Rückzug, die Vermeidung des Blickkontakts, Gähnen, Lecken oder andere Stresssignale (z. B. häufiges Kratzen oder Schütteln), Zeichen von Schmerzen oder Unwohlsein (z. B. Unbehagen, Zittern, Hinken, ungewöhnliches Hecheln), Desinteresse oder Ablenkung sowie ein verändertes Verhalten nach der Übung sind eindeutige Anzeichen dafür, dass Ihr Hund die Übung nicht ausführen möchte oder sollte. Respektieren Sie in jedem Fall immer die Grenzen Ihres Vierbeiners und passen Sie Ihre Doga-Praxis an seine Bedürfnisse entsprechend an, um eine positive und unvergessliche Zeit zu haben.

Darüber hinaus gilt für Sie: Wenn Ihnen ein Asana Schmerzen bereitet, kontrollieren Sie zunächst die Richtigkeit Ihrer Ausführung. Sollten die Schmerzen weiterhin bestehen, hören Sie auf, die jeweilige Übung zu praktizieren.

Das Rad

Das Rad, das auch als Urdhva Dhanurasana bekannt ist, gehört zu den Yogaübungen, die schwierig und beeindruckend zugleich aussehen, eigentlich aber gar nicht so schwer sind, sobald man sie einmal gemeistert hat. Trotzdem gehört das Urdhva Dhanurasana definitiv zu den fortgeschrittenen Asanas, die Sie aktiv ausführen können, Ihr Hund jedoch nicht. Vielmehr liegt der Mehrwert des Rads beim Doga darin, dass es die Bindung zu Ihrem Hund fördert und ihm Vertrauen und Sicherheit durch körperliche Nähe und gemeinsame Zeit spendet.

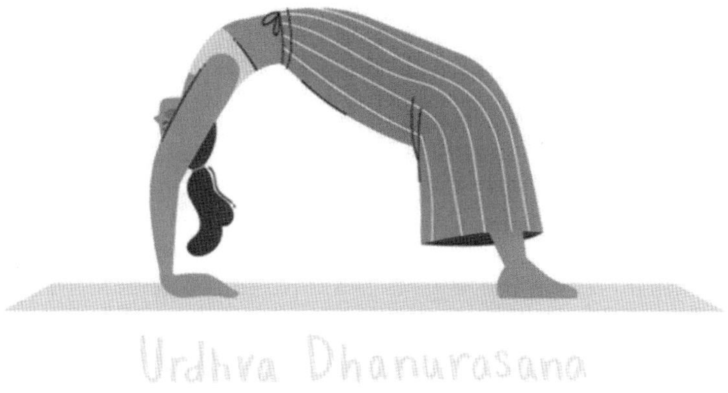

Auf körperlicher Ebene dehnt das Rad Ihre Schultern, die Brust, den Bauch und die Atemorgane und trägt somit zu einer freieren Atmung bei. Außerdem stärkt das Urdhva Dhanurasana die Handgelenke sowie die Bein- und Armmuskulatur, entspannt Nacken und Lendenwirbelsäule, verbessert den Rückfluss des venösen Bluts zu Ihrem Herzen, wirkt verjüngend, aktiviert Ihre Verdauung und regeneriert die Bauchorgane.

Auf geistiger und energetischer Ebene stärkt das Rad das Durchsetzungsvermögen und die Willenskraft und wirkt aktivierend.

Durchführung Halter:

- Legen Sie sich in Rückenlage hin, platzieren Sie Ihre Füße dicht vor Ihrem Gesäß und heben Sie nun zuerst Ihr Gesäß nach oben.
- Setzen Sie Ihre Hände dicht neben Ihren Ohren auf, wobei der Abstand zwischen Ihren Handflächen nicht größer als der Abstand zwischen Ihren Schultern sein sollte. Ihre Finger zeigen in die Richtung Ihrer Füße.
- Heben Sie Ihre Hüften und Ihren Oberkörper vom Boden ab und schieben Sie diese so weit nach oben, dass Sie Ihre Schädeldecke am Boden ablegen können. Verlagern Sie Ihr Gewicht dabei unbedingt auf Ihre Hände, sodass Ihr Kopf keinerlei Gewicht trägt.
- Sie können nun für einige Atemzüge in dieser Position verweilen oder Ihre Arme und Beine weiter strecken, um Ihren Kopf vom Boden abzuheben.
- Atmen Sie entspannt und tief ein und aus und bleiben Sie so lange in dieser Haltung, wie Sie sich wohlfühlen und sich sicher sein können, dass Ihre Kraft in den Armen für einen achtsamen Ausstieg aus der Pose ausreichen wird.
- Um schließlich aus der Haltung herauszukommen, legen Sie zunächst Ihren Kopf kontrolliert auf dem Boden ab und senken Sie Ihren Rücken Wirbel für Wirbel zum Boden.

Durchführung/Integration des Hundes:

- Während Sie das Asana ausführen, ist Ihr Hund in Ihrer Nähe und beobachtet ganz fasziniert, wie Sie diese fortgeschrittene Yogaübung ausführen. Das verleiht ihm nicht nur ein Gefühl von Sicherheit, sondern macht ihn auch sehr stolz.

Achtung!
Wenn Sie unter starken Problemen im Rücken oder im Schulter- oder Nackenbereich leiden, Herzerkrankungen oder Bluthochdruck haben oder schwanger sind, sollten Sie auf die Durchführung des Urdhva Dhanurasanas verzichten.

Die Bretthaltung

Die Bretthaltung, die auch Chaturanga Dandasana oder beim Doga Liegestütz genannt wird, erinnert auf den ersten Blick an einen Liegestütz und kann eine kleine Herausforderung sein, die Sie gemeinsam mit Ihrem Hund überwinden und ihm damit mehr Sicherheit spenden können. Bei der Ausführung des Chaturanga Dandasanas werden Sie zu Beginn zwar kaum Dehnung verspüren, dafür müssen Sie aber Ihren gesamten Körper kontrahieren, wodurch das Asana in erster Linie die Bein-, Schulter-, Arm- und Bauchmuskulatur aktiviert und trainiert. Neben den positiven Effekten auf muskulärer Ebene kurbelt die Bretthaltung außerdem den Kreislauf an, vertieft die Atmung, verbessert die gesamte Körperhaltung und kann zu mehr Gelassenheit verhelfen.

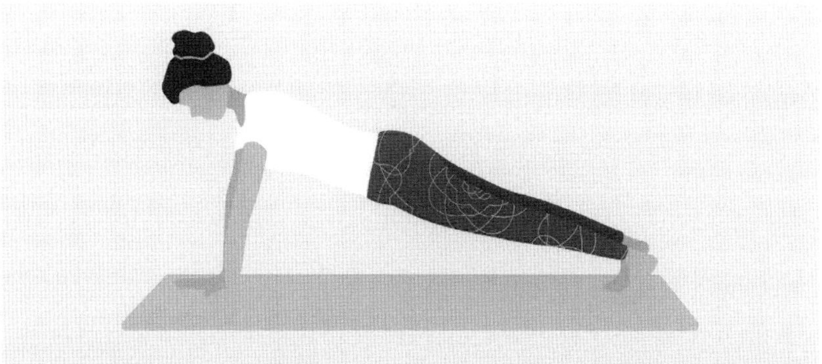

Durchführung Halter:

- Beginnen Sie das Asana idealerweise im herabschauenden Hund.
- Senken Sie Ihren Kopf tief ab und lassen Sie ihn erschweren.
- Bringen Sie Ihre Schultern nach vorne und strecken Sie Ihre Arme für einen Augenblick aus. Achten Sie währenddessen darauf, Ihren Rücken möglichst gerade und lang zu lassen, während Sie Ihre Hände aktiv unter Ihrem Brustkorb in die Matte drücken.
- Beugen Sie Ihre Ellenbogen langsam, ohne dabei in ein Hohlkreuz zu fallen. Ihre Ellenbogen sollten dabei so nah wie möglich an Ihrem Oberkörper anliegen, Ihre Schultern weit von Ihren Ohren entfernt und Ihr gestreckter Körper parallel zur Matte sein.
- Stellen Sie sicher, dass Ihre Ellenbogen einen 90-Grad-Winkel zwischen Ihren Ober- und Unterarmen bilden. Insbesondere am Anfang ist es weniger entscheidend, wie tief Sie in die Position kommen. Viel wichtiger ist es stattdessen, das Gewicht gleichermaßen auf Körpermitte, Beine und Arme zu verteilen und Ihre Schultern zur selben Zeit nach oben zu ziehen.
- Achten Sie außerdem darauf, Ihren gesamten Körper in die Länge zu strecken, sodass das Asana weniger zu einem anstrengenden Halten und vielmehr zu einem aktiven Heben wird. Ziehen Sie Ihre Fersen und Ihren Scheitelpunkt zeitgleich nach hinten. Aktivieren Sie zusätzlich Ihre Beckenbodenmuskulatur, um Ihr Becken zu schützen.

Durchführung/Integration des Hundes:

- Beim Doga-Liegestütz nimmt Ihr Hund eine aufrechte Stellung ein und senkt dann seinen Körper langsam Richtung Boden, ohne diesen aufzulegen.
- Für die meisten Hunde wird es wahrscheinlich einfacher sein, Sie bei der Bretthaltung als Zusatzgewicht zu unterstützen. Dafür nehmen Sie das Asana ein und weisen Ihren Hund dazu an, auf Ihren Rücken zu springen.

Achtung!
Wenn Sie unter dem Karpaltunnelsyndrom, Gelenkentzündungen aller Art oder unter starken Sehnenscheidenentzündungen oder Nacken-Schulter-Problemen leiden, verzichten Sie auf die Ausführung des Chaturanga Dandasanas.

Das Boot

Das Boot, das auch als Navasana bekannt ist, sorgt bei Ihnen und Ihrem Hund allzeit für eine ruhige Fahrt – ganz gleich, auf welchem Wasser. Auf der einen Seite stärkt das Navasana die Beine, die Hüftgelenke, den gesamten Rücken, den Oberschenkelmuskel und den Iliopsoas (der stärkste Beuger des Hüftgelenks), fördert die Balance und die Durchblutung, stimuliert Leber und Nieren, regt den Lymphfluss an, stärkt die Tiefenmuskulatur im Bauch und reduziert dadurch einerseits Rückenschmerzen und verbessert andererseits die Balance.

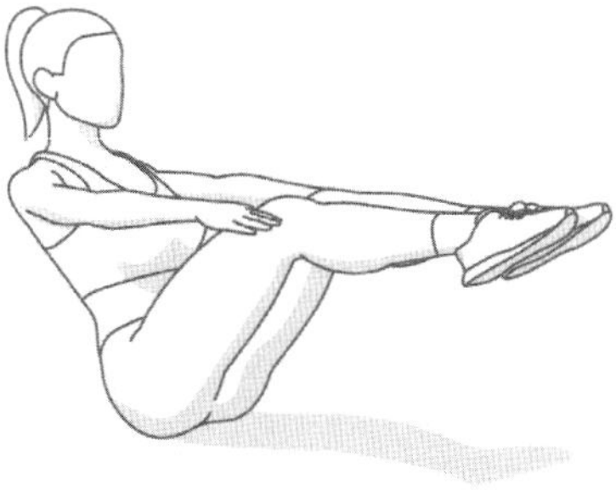

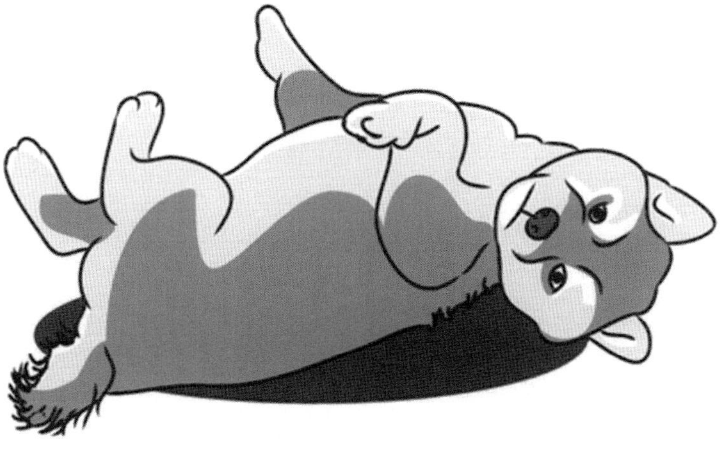

Auf der anderen Seite fördert das Boot das Durchhaltevermögen, steigert Geduld und Konzentrationsfähigkeit, reguliert Stress und wirkt harmonisierend und energetisierend auf das Hormonsystem. Das Navasana mag Ihnen zu Beginn womöglich schwerfallen, ist deshalb aber die ideale Übung für Sie und Ihren Hund, um zu lernen, Herausforderungen gemeinsam zu überwinden.

Durchführung Halter:

- Beginnen Sie das Boot in Rückenlage und winkeln Sie Ihre Beine an, indem Sie Ihre Füße am Gesäß auf der Matte platzieren.
- Legen Sie Ihre Arme hinter Ihren Kopf und drücken Sie gleichzeitig Becken, Gesäß und den Bereich Ihrer Lendenwirbelsäule in die Matte.
- Heben Sie nun Ihren Oberkörper ausschließlich durch die Kraft Ihrer Bauchmuskulatur an und halten Sie die Position so lange wie möglich. Ihre Bauchmuskulatur ist dabei spürbar aktiv und angespannt.
- Senken Sie Ihren Oberkörper anschließend langsam ab.

Durchführung/Integration des Hundes:

- Ihr Hund nimmt die Bootshaltung ein, indem er sich auf seinen Rücken rollt und seine Vorder- und Hinterbeine in die Luft streckt. Dabei können Sie ihm in das Asana helfen, indem Sie ausgiebig seinen Bauch streicheln.
- Alternativ können Sie das Asana auch nur alleine ausführen und Ihren Hund als Zusatzgewicht auf Ihre Oberschenkel legen.

Achtung!
Wenn Sie unter Bluthochdruck leiden, führen Sie das Asana so aus, dass sich Ihre Arme immer auf Herzhöhe oder darüber befinden. Wenn Sie Schmerzen im unteren Rücken haben, passen Sie Ihre Beinhöhe in jedem Fall an Ihre Rückenbeschwerden an. Verzichten Sie auf die Durchführung des Navasanas, wenn Sie Durchfall, Magenschmerzen, akute Bauchschmerzen, Bauchverletzungen oder Ihre Periode haben, schwanger sind oder gerade entbunden haben.

Die liegende Streckung

Die liegende Streckung, auch als Supta Padangusthasana bekannt, ist eine Streckübung, die Sie im Liegen ausführen. Das Supta Padangusthasana ist unter Hunden als Happy Puppy Pose bekannt und beliebt und ist ein wahrer Ausdruck der puren Freude am Hundeyoga. Das Asana kräftigt die Oberschenkel- und Kniegelenksmuskulatur, lindert Ischiasschmerzen, stärkt die Rumpfmuskulatur, dehnt Schultern und Arme, wirkt therapeutisch gegen Verstopfungen, Unfruchtbarkeit und Blutdruck, stimuliert die Bauchorgane, mildert Menstruationsbeschwerden, fördert das Körperbewusstsein, hilft gegen Stress und kann energetisierend wirken. Außerdem fühlt sich das Asana sowohl für den Menschen als auch für den Hund sehr natürlich an, sodass das Erlernen der Pose beinahe als überflüssig erscheint und die Ausführung vielmehr instinktiv erfolgt.

Durchführung Halter:

- Legen Sie sich in Rückenlage hin und strecken Sie ein Bein gerade in die Luft.
- Umschließen Sie nun Ihren großen Zeh mit Ihrem Zeigefinger oder mit Ihrem Zeige- und Mittelfinger. Gegebenenfalls können Sie auch Ihren Daumen von vorne oder von außen an Ihren großen Zeh legen.
- Ziehen Sie Ihr Bein behutsam zu Ihnen und legen Sie Ihre andere Hand auf der Hüfte, dem Oberschenkel oder dem Bauch ab – je nachdem, was für Sie am angenehmsten ist.
- Wenn möglich, versuchen Sie, Ihren Fuß allmählich näher in Richtung Ihres Kopfes zu ziehen.
- Halten Sie das Asana für einige Atemzüge und wechseln Sie dann das Bein.

Durchführung/Integration des Hundes:

- Dogis führen die Happy Puppy Pose bereits im Welpenalter ganz natürlich aus, weshalb sie die Übung überhaupt nicht mehr lernen müssen.
- Legen Sie Ihren Hund zunächst in Rückenlage hin und streicheln Sie seinen Bauch, um ihm nicht nur Nähe zu spenden, sondern um ihn außerdem in Position zu halten. Ihr Hund wird sich dadurch immer tiefer entspannen und weiter strecken.
- Alternativ kann sich Ihr Hund natürlich auch einfach nur neben Ihnen hinlegen.

Achtung!
Wenn Sie Verletzungen an der Schulter, dem Oberschenkel oder der hinteren Oberschenkelmuskulatur haben, verzichten Sie auf die Ausführung des Supta Padangusthasanas.

Der Lotussitz

Der Lotussitz bzw. das Padmasana strahlt eine unglaubliche Symbolkraft und spirituelle Bedeutung aus, da der Lotus das Symbol des Yogas ist. Der Lotus besitzt die einzigartige Fähigkeit, in dunklen, schlammigen und nur schwer zugänglichen Gewässern zu wurzeln. Trotz der widrigen Bedingungen kämpft er sich mit nur einem einzigen Stängel ans Licht und erblüht schließlich majestätisch an der Wasseroberfläche.

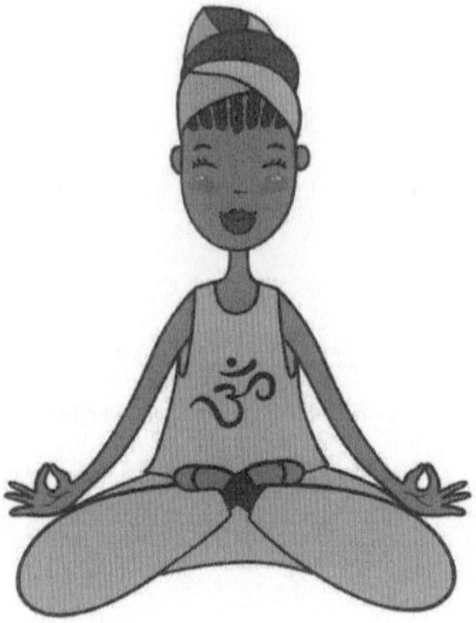

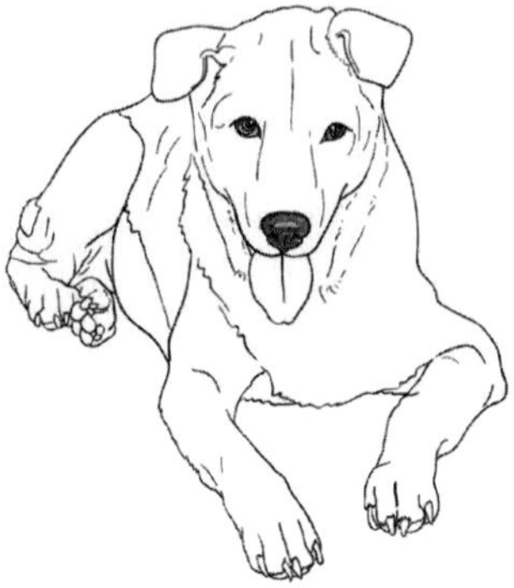

Das Padmasana ist eine wundervolle Yogaübung, die Sie gemeinsam mit Ihrem Hund ausführen können. Es zeigt Ihnen, dass Sie jede dunkle Zeit und jedes Hindernis gemeinsam überwinden und ineinander vertrauen können. Darüber hinaus stärkt der Lotussitz auf physischer Ebene den Rücken und die

Bauchorgane, öffnet die Hüften, lässt das Blut stärker in die Leisten zirkulieren und wirkt beruhigend. Auf geistiger Ebene trägt das Padmasana außerdem zu vollkommener Entspannung bei, schenkt Ihnen Präsenz, wirkt erdend und stabilisierend.

Durchführung Halter:

- Setzen Sie sich auf die Matte und strecken Sie Ihre Beine aus, sodass Ihr Becken leicht gekippt ist.
- Beugen Sie Ihr rechtes Bein und greifen Sie Ihr Schienbein mit beiden Händen. Platzieren Sie Ihren rechten Fuß in Ihrer Leiste, wobei Ihre Fußsohlen nach oben zeigen.
- Beugen Sie anschließend Ihr linkes Bein und greifen Sie Ihr Schienbein erneut mit beiden Händen. Platzieren Sie Ihren linken Fuß an der gegenüberliegenden Leiste.
- Ihre Unterschenkel sind jetzt überkreuzt.
- Arbeiten Sie Ihr Knie zudem aktiv in Richtung der Matte.
- Strecken Sie Ihre Arme zur Seite aus, bevor Sie Ihre Hände auf den Knien ablegen und Ihren Zeigefinger und Daumen für das Chin-Mudra zusammenbringen.
- Entspannen Sie sich und lassen Sie vor allem Ihren Nacken, Ihre Schultern und Ihr Gesicht locker. Halten Sie Ihren Nacken zur selben Zeit jedoch lang, senken Sie Ihr Kinn leicht zu Ihrer Brust und schließen Sie Ihre Augen.
- Atmen Sie tief und gleichmäßig und verweilen Sie in dieser meditativen Position.

Durchführung/Integration des Hundes:

- Damit Ihr Hund den Lotussitz einnehmen kann, geben Sie ihm zunächst das Signal „Platz".
- Der Kopf Ihres Hundes sollte dabei aufrecht und seine Vorderpfoten sollten übereinander gekreuzt sein, wobei Sie ihn mit Blickkontakt und der Weisung durch ein Leckerli unterstützen können.
- Alternativ können Sie den Lotussitz natürlich auch alleine einnehmen und Ihr Hund setzt sich einfach vor oder neben Sie.

Achtung!
Wenn Sie unter Rücken- oder Wirbelsäulenbeschwerden, Hüftproblemen, Waden-, Knöchel- oder Knieverletzungen leiden, Probleme mit dem Ischiasnerv haben oder schwanger sind, sollten Sie auf die Ausführung des Padmasanas verzichten.

Gemeinsame Kuscheleinheit

Die gemeinsame Kuscheleinheit schafft nicht nur viel physische Nähe zwischen Ihnen und Ihrem Hund, sondern fördert auch eine tiefe emotionale Bindung. Sie bietet sich insbesondere am Ende der Yogaeinheit, nach den körperlichen Asanas, an, um die Doga-Session angemessen und mit Ruhe und Entspannung zu beenden.

Durchführung:

- Setzen oder legen Sie sich ganz entspannt auf die Couch und laden Sie Ihren Hund dazu ein, zu Ihnen zu kommen und mit Ihnen zu kuscheln.
- Verbringen Sie einige ruhige Minuten damit, ihn zu streicheln und ihm Nähe zu spenden.
- Streicheln Sie mit sanften und langsamen Bewegungen über seinen Körper und spüren Sie, wie er sich zunehmend entspannt.

Spiegelnde Berührungen

Die spiegelnden Berührungen tragen dazu bei, eine tiefere Verbindung zwischen Ihnen und Ihrem Hund zu schaffen, und können Ihrem Vierbeiner darüber hinaus das Gefühl geben, dass Sie ihn achten, wertschätzen und in Resonanz mit ihm sind. Die Übung bietet sich entweder am Anfang oder am Ende der Doga-Session wunderbar an.

Durchführung:

- Stellen Sie sich vor Ihrem Hund auf und beginnen Sie damit, sanft seine Bewegungen zu spiegeln. Wenn er sich dreht, drehen Sie sich leicht mit. Wenn er springt, springen Sie sanft mit. Wenn er sich streckt, strecken Sie Ihre Arme aus.
- Während Sie die Bewegungen Ihres Hundes nachahmen, berühren Sie ihn immer wieder sanft an Pfoten, Ohren oder dem Kopf.

Praktische Tipps für den Alltag

Hundeyoga im täglichen Leben integrieren

Das Hundeyoga ist eine fantastische Möglichkeit, um die positiven Effekte des Yogas zu genießen und gleichzeitig eine tiefere Verbindung zu Ihrem Hund aufzubauen, sodass regelmäßige Doga-Einheiten eine wundervolle und bereichernde Erfahrung für Sie und Ihren Hund sein können. Beginnen Sie dabei zunächst mit einfachen und grundlegenden Übungen, die sowohl für Sie als auch für Ihren Hund zugänglich sind, und überfordern Sie sich am Anfang nicht direkt. Überlegen Sie sich bereits vor Beginn der Hundeyoga-Session, welche Haltungen und Techniken Sie ausführen möchten und welche Asanas und Pranayamas Sie dabei gemeinsam mit Ihrem Hund durchführen können. Fortschrittlichere Übungen und Haltungen können Sie dann einführen, wenn sich Ihr Hund an das Doga gewöhnt hat und sich wohlfühlt. Ihre gemeinsamen Fortschritte können Sie zum Beispiel in einer Art Übungstagebuch festhalten.

Starten Sie den Tag zum Beispiel mit einer kurzen Yoga-Session in Ihrem Wohnzimmer oder im Garten und laden Sie Ihren Hund dazu ein, sich Ihnen anzuschließen. Eine morgendliche Doga-Routine kann eine gute Möglichkeit sein, um direkt am Morgen Energie zu tanken und mit einer positiven Stimmung in den Tag zu starten.

Auf der anderen Seite kann eine kurze Hundeyoga-Session am Abend aber auch wahre Wunder wirken und Ihnen helfen, nach einem langen und anstrengenden Tag übermäßigen Stress abzubauen und eine ruhige und entspannte Atmosphäre vor dem Schlafengehen zu schaffen. Sie könnten auch ein gemeinsames Entspannungsritual erschaffen, das Sie nach jeder Hundeyoga-Session mit Ihrem Vierbeiner praktizieren, und sich so zum Beispiel einige Minuten Zeit für gemeinsame Ruhe und Kuschelzeit nehmen.

Außerdem sollten Sie immer auch kurze Pausen während Ihres Arbeitstages dafür nutzen, um sich zu entspannen. Wenn Sie von zuhause aus arbeiten, können Sie sogar Ihren Hund dazu einladen, sich Ihnen anzuschließen, und damit kurze und belebende Pausen in Ihren Alltag integrieren.

Die Yogaeinheiten müssen dabei aber nicht immer nur zuhause praktiziert werden, sondern können auch in die täglichen Spaziergänge mit Ihrem Hund integriert werden. Finden Sie dafür einen ruhigen Ort auf einer Wiese oder im Park und probieren Sie dort gemeinsam mit Ihrem Hund einige Yoga-Posen aus. Dokumentieren Sie Ihre Doga-Erfahrungen in den sozialen Medien und vernetzen Sie sich mit anderen Hundebesitzern, die mit ihren Vierbeinern ebenfalls Doga praktizieren. Der Austausch von Erfahrungen und Tipps kann eine nachhaltige Unterstützung bieten und Ihnen helfen, Gleichgesinnte zu treffen.

Vergessen Sie nicht, dass das Hundeyoga immer eine freudige und spielerische Aktivität sein sollte. Seien Sie geduldig, wenn Ihr Hund nicht sofort mitmacht, belohnen Sie ihn für seine positiven Versuche und achten Sie immer darauf, dass die Erfahrung des Dogas für Sie beide angenehm ist.

Auf einen Blick: Integration des Dogas in den Alltag

- Regelmäßigkeit
- Etablierung einer Routine, z. B. Morgen-Yoga oder Abend-Session
- Nutzung kurzer Pausen im Alltag für Doga zwischendurch
- Abwechslung suchen, z. B. durch verschiedene Orte
- Einstieg mit leichten Übungen
- Etablierung fortgeschrittener Übungen, wenn sich Hund an Doga gewöhnt hat
- Fortschritt in einem Übungstagebuch festhalten
- Erfahrungen teilen und mit anderen Hundebesitzern vernetzen

Die Wahl des richtigen Ortes und der Ausrüstung

Die Wahl des richtigen Ortes und der passenden Ausrüstung ist entscheidend, um eine positive und sichere Hundeyoga-Erfahrung gewährleisten zu können.

Ortswahl

Grundsätzlich sollten Sie eine ruhige Umgebung für Ihre Doga-Praxis suchen, die frei von lauten Geräuschen oder Ablenkungen ist, um eine entspannte Atmosphäre zu schaffen. Außerdem sollte dieser Ort ausreichend freien Raum für die Yogaübungen bieten und Ihr Hund sollte genügend Platz haben, um sich ohne Einschränkungen frei bewegen zu können. Sobald Sie sich für einen Ort, zum Beispiel Ihr Wohnzimmer oder Ihren Garten, entschieden haben, achten Sie darauf, dass der gewählte Ort sicher ist und keinerlei Gefahren für Sie oder Ihren Hund birgt. Vermeiden Sie unebene Böden und Bereiche mit scharfen Gegenständen.

Wenn Sie das Doga mit Ihrem Hund zuhause praktizieren, sollte die Raumtemperatur angenehm und weder zu warm noch zu kalt sein. Stellen Sie zudem sicher, dass ausreichend frische Luft im Raum vorhanden ist, und lüften Sie kurz vor jeder Übungseinheit. Entfernen Sie darüber hinaus potentielle Stör- und Ablenkungsquellen, damit weder Sie noch Ihr Hund von Ihrer direkten Umgebung abgelenkt werden.

Ausrüstung

Eine rutschfeste Yogamatte, die einen stabilen Untergrund für die Yogaübungen bietet, ist in jeder Yogaeinheit unabdingbar. Wenn Sie sich eine Yogamatte anschaffen, achten Sie unbedingt darauf, dass diese groß genug ist, damit nicht nur Sie Platz darauf haben, sondern auch Ihr Hund. Leckerlis und Belohnungen sind beim Hundeyoga unverzichtbar und können einerseits dabei helfen, Ihren Hund in die Haltung zu bringen, und fördern andererseits die Motivation Ihres Vierbeiners während des Dogas, was die Erfahrung positiver und angenehmer machen kann. Außerdem wird sich Ihr Hund sicherlich auch nach einer erfolgreichen Session sehr über ein Leckerli und einige Streicheleinheiten freuen. Tragen Sie während der Übungspraxis bequeme Kleidung, die es Ihnen ermöglicht, sich frei zu bewegen. Wählen Sie dabei am besten etwas aus, das sich nicht nur für Sie komfortabel anfühlt, sondern auch für Ihren Hund. Legen Sie die Kuscheldecke Ihres Hundes aus, um ihm Komfort und ein Gefühl der Vertrautheit zu bieten. Das kann erheblich dazu beitragen, dass sich Ihr Hund wohler fühlt und sich tiefer entspannt.

Vergessen Sie natürlich nicht, sowohl sich als auch Ihrem Hund Wasser bereitzustellen.

Die Bedürfnisse Ihres Hundes

In der Regel gibt es keine Rasse, die für das Hundeyoga ungeeignet ist. Trotzdem ist jeder Hund individuell, hat unterschiedliche Bedürfnisse und Präferenzen und nicht jeder Vierbeiner führt jede Übung gleich gerne durch oder kann auch mal Tage haben, an denen er sich gar nicht nach Hundeyoga fühlt. Aus diesem Grund ist es vor und während jeder Praxis wichtig, auf die Bedürfnisse Ihres Hundes zu achten und seine Vorlieben und Abneigungen kennenzulernen. Setzen Sie sich mit seiner Körpersprache auseinander und versuchen Sie, seine körperlichen und emotionalen Signale deuten zu lernen.

Berücksichtigen Sie außerdem immer auch den Gesundheitszustand Ihres Hundes und konsultieren Sie vor Beginn des Hundeyogas einen Tierarzt, um sicherzustellen, dass die Aktivitäten für ihn sicher sind. Suchen Sie auch dann einen Tierarzt auf, wenn Sie den Verdacht haben, Ihr Hund könnte unter gesundheitlichen Problemen leiden.

Auf einen Blick: Ortswahl und Equipment

- ruhige Umgebung ohne laute Geräusche, Ablenkungen, Sicherheitsrisiken
- angenehme Raumtemperatur und regelmäßiges Lüften beim Praktizieren zuhause
- rutschfeste und große Yogamatte als stabiler Untergrund
- Leckerlis und Belohnungen für Ihren Hund
- bequeme Kleidung
- Kuscheldecke für Ihren Hund
- ausreichend Wasser für Sie und Ihren Vierbeiner
- Beachtung der Bedürfnisse, Vorlieben, Abneigungen und des Gesundheitszustands Ihres Hundes

Herausforderungen und Lösungen im Hundeyoga-Training

Die Welt des Hundeyogas kann für viele Hundebesitzer eine breite Palette an Herausforderungen mit sich bringen – angefangen bei der individuellen Persönlichkeit des Hundes bis hin zu den zeitlichen Einschränkungen im alltäglichen Leben. Um ein harmonisches und effektives Doga-Erlebnis gewährleisten zu können, bedarf es einer sensiblen Herangehensweise seitens des Besitzers, der nicht nur die individuellen Bedürfnisse seines Vierbeiners berücksichtigt, sondern auch in der Lage dazu sein muss, seine Körpersprache zu lesen.

Ablenkungen sind eine der größten Herausforderungen im Hundeyoga-Training, da sich Hunde, von Natur aus neugierig, leicht von neuen Umgebungen ablenken lassen. Das Doga sollte deshalb zu Beginn in jedem Fall in einer dem Hund vertrauten und ruhigen Umgebung stattfinden. Minimieren Sie alle potentiellen Störquellen und integrieren Sie kleine Ablenkungen schrittweise, um Ihren Hund daran zu gewöhnen und seine Konzentration zu fördern. Außerdem können positive Verstärkungen in Form von Belohnungen (z. B. Leckerlis oder Spielzeug) dabei helfen, die Aufmerksamkeit des Hundes zu lenken.

Eine weitere Schlüsselherausforderung im Hundeyoga-Training ist die Überwindung von Ängsten und Unsicherheiten. Einige Hunde können zu Beginn skeptisch gegenüber neuen Berührungen oder ungewohnten Yoga-Positionen und Atemtechniken sein. Hier ist es von grundlegender Bedeutung, das Training behutsam zu gestalten und Ihrem Hund ausreichend Zeit zu geben, sich an die neuen Erfahrungen zu gewöhnen. Durch den geschickten Einsatz von Leckerlis, Nähe, Streicheleinheiten und Lob können Ängste abgebaut und das Vertrauen zwischen Ihnen und Ihrem Vierbeiner gestärkt werden. Das Zeitmanagement stellt eine weitere, alltägliche Herausforderung dar und der volle Terminkalender vieler Hundebesitzer erschwert die regelmäßige Integration von Hundeyoga-Sessions in den Alltag. Die Lösung hierfür liegt in der Planung von kurzen, aber gleichzeitig effektiven Trainingseinheiten, die sich nahtlos in Ihren Tagesablauf integrieren lassen.

Genau wie wir Menschen haben auch Hunde unterschiedliche körperliche Fähigkeiten und Lerngeschwindigkeiten, sodass eine individuelle Anpassung des Trainings an die Bedürfnisse Ihres Vierbeiners unerlässlich ist. Die Anpassung des Trainings kann zum Beispiel die Modifikation bestimmter Übungen beinhalten, um diese zugänglicher zu machen, oder die Variation des Tempos umfassen, um den Hund nicht zu überfordern.

In der Summe erfordert das Hundeyoga-Training eine einfühlsame und zugleich flexible Herangehensweise. Durch die achtsame Berücksichtigung der individuellen Bedürfnisse Ihres Hundes, die geschickte Bewältigung von Ablenkungen, die behutsame Überwindung von Ängsten und die kontinuierliche Anpassung an Fortschritte können Sie nicht nur eine positive Bindung zu Ihrem Hund aufbauen, sondern darüber hinaus auch die zahlreichen Vorzüge des Hundeyogas in vollem Umfang genießen.

Auf einen Blick: Herausforderungen und Lösungen

• Ablenkungen als eine der größten Herausforderungen
o Hundeyoga-Training zu Beginn in einer ruhigen und vertrauten Umgebung
o Minimierung potentieller Störquellen
o schrittweise Integration kleiner Ablenkungen

• Überwindung von Ängsten und Unsicherheiten
o Training behutsam gestalten
o dem Hund ausreichend Zeit geben
o Einsatz von Leckerlis, Nähe, Streicheleinheiten, Lob

• Zeitmanagement
o Planung kurzer, effektiver Trainingseinheiten

• sensible und flexible Herangehensweise

• Berücksichtigung der individuellen Bedürfnisse Ihres Hundes und dementsprechende Anpassung des Trainings

Die Pfade des Hundeyogas

Mit einigen letzten tiefen Atemzügen und dem Gefühl der tiefen Verbundenheit neigen sich die Seiten dieses Buches zum Hundeyoga dem Ende zu und es ist an der Zeit, einen Moment lang innezuhalten und die Reise durch die Welt des Dogas zu reflektieren. Sie haben gemeinsam mit Ihrem Hund Asanas geübt, Atemzüge geteilt und die Tiefe Ihrer Verbundenheit auf einer ganz neuen Ebene erlebt. Mit einem Gefühl von Erfüllung, Dankbarkeit und tiefer Verbundenheit schließen sich die Kapitel dieses Buches.

Die Reise durch die Welt des Hundeyogas war mehr als nur eine reine Anleitung zur körperlichen Betätigung. Vielmehr war sie eine Einladung dazu, die Türen zu den innersten Räumen Ihres Herzens weit zu öffnen und das unschätzbare Geschenk der Gegenwärtigkeit zu erfahren. Auf den Seiten der vorangegangenen Kapitel haben Sie nicht nur gelernt, verschiedene Asanas und Pranayamas zu meistern, sondern auch die tiefgreifende Heilkraft von bedingungsloser Liebe und Vertrauen zwischen Ihnen und Ihrem Hund zu erfahren. Dabei hat Ihnen die Praxis des Hundeyogas gezeigt, dass im Tanz der Bewegung, in der Stille des Atems und im Glanz der Hundeaugen ein Universum voller Harmonie, Achtsamkeit, Liebe und Vertrauen liegt.

Diese Momente der Einheit haben Sie nicht nur gelehrt, Ihre eigenen Grenzen zu erkennen, sondern darüber hinaus auch, die unsichtbaren Fäden zu sehen, die Sie mit Ihrem tierischen besten Freund verbinden. Die gemeinsamen Yogastunden waren dabei nicht nur bloße physische Übungen, sondern vielmehr ein Ritual der Zuneigung, das Sie dazu inspirierte, die Zeit anzuhalten und den gegenwärtigen Augenblick zu feiern.

Die Wege des Hundeyogas sind keinesfalls gerade Linien, sondern vielmehr verschlungene und lebendige Pfade, geprägt von den Spuren des Vertrauens, der Zuneigung, der Freude und der tiefen Verbundenheit. Jeder Pfotenabdruck erzählt dabei eine Geschichte, der sowohl die Magie der Verbindung zwischen Ihnen und Ihrem Hund als auch die Schönheit des gemeinsamen Wachstums zum Ausdruck bringt.

Möge dieses Buch nicht nur als Leitfaden für das Hundeyoga dienen, sondern auch eine ständige Erinnerung daran sein, dass jeder Moment mit Ihrem Vierbeiner eine Möglichkeit zur Achtsamkeit, zum Vertrauen und zur Entfaltung von Liebe ist. Jeder Blick, jeder Atemzug und jede Berührung hat die Essenz des Hundeyogas eingefangen – eine Praxis, die weit über die Yogamatte hinausreicht und eine lebenslange, tiefe Verbindung schafft.

Das Schlusskapitel markiert nicht das Ende dieser Erfahrung, sondern symbolisiert vielmehr den Beginn eines neuen Abschnitts auf Ihrer gemeinsamen Reise mit Ihrem Hund – eine Reise, die von Achtsamkeit, Verbundenheit, Liebe und dem Wissen geprägt ist, dass Sie in dieser wunderbaren Beziehung nicht nur der Lehrer, sondern auch der Schüler sind.

Quellenverzeichnis und weiterführende Literatur

- Boecker, Gabriele (2016). Doga Datscha. Omm... oder auch nicht. Netbooks Selfpublishing.
- Borris, Dan (2011). Das geheime Wissen der Yoga-Hunde. Knesebeck Verlag.
- Borris, Dan (2011): Yoga Dogs. Abrams Incorporated.
- Brilliant, Jennifer / Berloni, William (2003): Doga. Yoga for Dogs. Chronicle Books.
- Brilliant, Jennifer / Berloni, William (2005): Yoga für Hunde mit Bennie, Buster, Cricket, Harlem, Kessie und Pi. Knesebeck Verlag.
- Bryan, Brenda (o. D.): Barking Buddha: Simple Soul Stretches for Yogi and Dog. Skipstone Verlag.
- Djahanguiri, Mahny (2015): Doga. Yoga for You and Your Dog. Octopus Verlag.
- Haffenden, JO-Rosie (2015): Dog Yoga. Hunde mental und körperlich stärken. Kynos Verlag.
- Sharma, Rajesh (2013): Tieryoga. Riva Verlag.